# 创伤患者救治资源

## RESOURCES FOR OPTIMAL CARE OF THE INJURED PATIENT

主　编　美国外科医师学会·创伤分委会

主　译　付小兵　张连阳

副主译　章桂喜　张岫竹　简立建

译　者　（按姓氏拼音排序）

| | | | | |
|---|---|---|---|---|
| 陈大庆 | 陈海鸣 | 陈科锦 | 陈文瑶 | 邓　进 |
| 冯　珂 | 付桂兵 | 付小兵 | 高　伟 | 黄　铿 |
| 简立建 | 李　阳 | 李新志 | 李子龙 | 刘　冬 |
| 彭　磊 | 秦　华 | 沈　印 | 肖李锋 | 肖仁举 |
| 谢　扬 | 徐　峰 | 许永安 | 张　良 | 张连阳 |
| 张岫竹 | 章桂喜 | 赵　刚 | 朱长举 | |

U0288231

人民卫生出版社

·北京·

**版权所有，侵权必究！**

Translation from the English language edition:

Resources For Optimal Care Of The Injured Patient

edited by Michael F. Rotondo, Chris Cribari, R. Stephen Smith, and Committee on Trauma, American College of Surgeons

Copyright © 2014 American College of Surgeons

This edition has been translated and published under licence from

American College of Surgeons

**图书在版编目（CIP）数据**

创伤患者救治资源 / 美国外科医师学会·创伤分委
会主编；付小兵，张连阳主译. —北京：人民卫生出
版社，2020.9（2023.3 重印）

ISBN 978-7-117-30497-9

Ⅰ.①创… Ⅱ.①美… ②付… ③张… Ⅲ.①创伤－
救护 Ⅳ.①R641.059.7

中国版本图书馆 CIP 数据核字（2020）第 182995 号

| 人卫智网 | www.ipmph.com | 医学教育、学术、考试、健康， |
| | | 购书智慧智能综合服务平台 |
| 人卫官网 | www.pmph.com | 人卫官方资讯发布平台 |

图字：01-2020-4653 号

**创伤患者救治资源**
Chuangshang Huanzhe Jiuzhi Ziyuan

主　　译：付小兵　　张连阳
出版发行：人民卫生出版社（中继线 010-59780011）
地　　址：北京市朝阳区潘家园南里 19 号
邮　　编：100021
E - mail：pmph @ pmph.com
购书热线：010-59787592　　010-59787584　　010-65264830
印　　刷：北京九州迅驰传媒文化有限公司
经　　销：新华书店
开　　本：889×1194　　1/16　　印张：10
字　　数：302 千字
版　　次：2020 年 9 月第 1 版
印　　次：2023 年 3 月第 3 次印刷
标准书号：ISBN 978-7-117-30497-9
定　　价：92.00 元
打击盗版举报电话：010-59787491　　E-mail：WQ @ pmph.com
质量问题联系电话：010-59787234　　E-mail：zhiliang @ pmph.com

**主 译**

付小兵　中国人民解放军总医院全军创伤修复与组织再生重点实验室

张连阳　中国人民解放军陆军军医大学大坪医院,陆军特色医学中心

**副主译**

章桂喜　香港大学深圳医院胃肠外科与创伤中心

张岫竹　中国人民解放军陆军军医大学大坪医院,陆军特色医学中心

简立建　阳明大学医务管理研究所

**译 者**（按汉语拼音排序）

陈大庆　浙江温州医科大学附属第二医院急诊医学科

陈海鸣　南昌大学第一附属医院急诊外科

陈科锦　香港大学深圳医院胃肠外科与创伤中心

陈文瑶　三峡大学附属仁和医院骨科、创伤外科中心

邓 进　贵州医科大学附属医院急诊外科

冯 珂　宁夏医科大学总医院急诊外科

付桂兵　深圳市儿童医院骨一科

付小兵　中国人民解放军总医院全军创伤修复与组织再生重点实验室

高 伟　华中科技大学同济医学院附属同济医院创伤外科

黄 铿　汕头大学医学院第二附属医院急诊医学科

简立建　阳明大学医务管理研究所

李 阳　中国人民解放军陆军军医大学大坪医院,陆军特色医学中心

李新志　三峡大学附属仁和医院骨科、创伤外科中心

李子龙　宁波大学医学院附属余姚人民医院急诊医学科

刘 冬　中国人民解放军陆军军医大学大坪医院,陆军特色医学中心

彭 磊　海南医学院第一附属医院,海南省创伤医学中心

秦 华　中国人民解放军总医院医学创新研究部

沈 印　广西壮族自治区人民医院急诊医学科

肖李锋　汕头大学医学院第二附属医院急诊医学科

肖仁举　贵州省黔西南州兴义市人民医院急诊医学科

谢 扬　汕头大学医学院第二附属医院急诊医学科

徐 峰　苏州大学附属第一医院急诊医学科

许永安　浙江大学医学院附属第二医院急诊医学科

张 良　中国人民解放军陆军军医大学大坪医院,陆军特色医学中心

张连阳　中国人民解放军陆军军医大学大坪医院,陆军特色医学中心

张岫竹　中国人民解放军陆军军医大学大坪医院,陆军特色医学中心

章桂喜　香港大学深圳医院胃肠外科与创伤中心

赵 刚　山东第一医科大学附属中心医院创伤中心

朱长举　郑州大学第一附属医院急诊医学科

# 编者名录

## 主要编著者

**Michael F. Rotondo, MD, FACS**
纽约罗切斯特大学医学院集团临床事务首席执行官，高级副院长
罗切斯特外科部创伤与急诊外科、医学和牙科学院教授

**Chris Cribari, MD, FACS**
科罗拉多州洛夫兰市罗基斯大学医学中心急诊外科医疗主任

**R. Stephen Smith, MD, FACS**
南卡罗来纳大学哥伦比亚医学院外科主任

## 美国外科医师学会·创伤分委会人员

**Carol Williams**
创伤项目行政主任（退休）

**Jean Clemency**
创伤项目行政主任

**Marlene (Molly) Lozada**
认证、审查和咨询项目行政官

**Nels D. Sanddal, PhD, REMT**
创伤体系和创伤中心认证项目经理

## 有贡献的作者
由于本书修订历经数年，可能不慎漏掉了一个或几个做出重要贡献的作者。

## 有贡献的组织
同样，不可能一一列出所有为起草和审校本版《创伤患者救治资源》做出贡献的专业组织和协会。

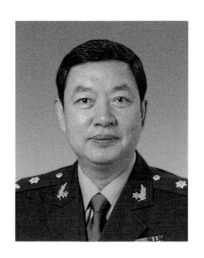

**付小兵** 中国工程院院士。现任解放军总医院全军创伤修复与组织再生重点实验室主任,教授、创伤外科研究员、博士生导师。

**学术任职:** 国际创伤愈合联盟执委,亚洲创伤愈合联盟主席,国务院学位委员会学科评议组成员,中国工程院医药卫生学部副主任,国家技术发明奖、国家科技进步奖评委,中国生物材料学会理事长,中国博士后基金会理事,中华医学会组织修复与再生分会主任委员,中华医学会创伤学分会前任主任委员和名誉主任委员。

**专业特长:** 长期从事战创伤和创伤后的组织修复与再生医学研究,在战创伤医学、组织修复和再生医学以及生物治疗学三大领域取得系统性和创造性成绩。作为负责人带领团队为创建具有中国特色的创面修复学科体系做出了重要贡献。

**学术成就:** 国家973"创伤和组织修复与再生项目"首席科学家,国家重点研发计划"生物材料与组织修复和再生"项目负责人,国家自然科学基金创新群体负责人(2012—2020),全军"十二五""十三五"战创伤重大项目首席科学家。《解放军医学杂志》总主编,*Military Medical Research* 主编。主编《中华创伤医学》《再生医学:基础与临床》和英文版 *Advanced Trauma and Surgery* 等学术专著30部,参编30余部。在《柳叶刀》等国内外杂志发表学术论文600余篇。以第一完成人获国家科技进步一等奖1项,二等奖3项。

**个人荣誉:** 1995年国家杰出青年基金获得者。2009年当选为中国工程院院士。2018年当选为法国医学科学院外籍院士。2019年当选为中国医学科学院首批学部委员。获"何梁何利基金科学与技术进步奖""求实"杰出青年奖、中国人民解放军杰出专业技术人才奖、中华医学会创伤学分会"终身成就奖"、中华医学会烧伤外科分会"终身成就奖"和"国际创伤修复研究终身成就奖"等多项荣誉。被评为全军优秀共产党员、全军优秀教师和全国优秀科技工作者。2012年和2018年分别被中共中央宣传部和中央军委政治工作部作为"时代先锋"和科技创新重大典型在全国宣传。荣立一等功1次,二等功3次,三等功1次。

# 主译简介

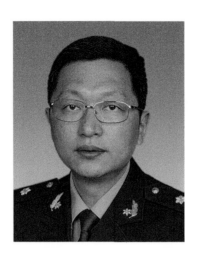

**张连阳** 现任陆军军医大学大坪医院陆军特色医学中心战创伤医学科主任，教授、主任医师、博士生导师。

**学术任职：** 中国医师协会创伤外科医师分会会长，中华医学会灾难医学分会副主任委员，创伤学分会常委，创伤急救与多发伤专委会主任委员。《创伤外科杂志》主编，《中华创伤杂志》《中华创伤杂志（英文版）》《解放军医学杂志》《解放军医药杂志》《伤残杂志》副总编或副主编，《中华消化外科》《中华实验外科杂志》《灾害医学与救援（电子版）》等10余种杂志常务编委或编委。

**专业特长：** 长期从事创伤外科及普通外科医疗、教学、科研工作，擅长多发伤紧急救治和损害控制外科技术，腹部战创伤及其并发症救治等。主要研究方向为创伤、休克及手术后腹腔间隙综合征和肠道功能损害的防治研究、严重多发伤救治中损害控制策略和关键技术的研究。

**学术成就：** 近年来承担国家科技惠民计划、国家重点基础研究发展计划（973计划）分题等国家级课题7项，承担全军后勤科研计划重点项目、全军十一五面上项目等军队课题6项。以第一作者发表科技论文200余篇，其中SCI收录20篇。主编或主译专著11部，副主编、参编专著28部。获国家科技进步二等奖、重庆市科技进步一等奖、重庆市自然科学一等奖等以上科研成果11项。

**个人荣誉：** 2006年重庆第10届青年五四奖章，2007年总后优秀教师，2008年中国人民解放军院校育才奖银奖，2010年裘法祖普通外科医学青年奖，2015年王正国创伤医学突出贡献奖，2018年重庆市医学领军人才（急诊医学），2019年重庆市学术技术带头人（急诊医学），第三届国之名医盛典（2019年度）"国之名医·优秀风范"称号获得者。

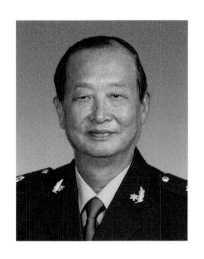

新中国成立初期尽管在北京、上海等地一些综合性教学医院有建设急诊外科的尝试，但均因各种原因未能坚持下来。中国现代创伤医学学科的发展始于改革开放后，1985年原第三军医大学大坪医院建立了中国首个实体化创伤外科。以后国内陆续建立了多家实体化创伤患者集中收治学科，如重庆市急救医疗中心创伤外科（1987年）、北京市急救中心创伤科（1988年）、华中科技大学同济医学院附属同济医院创伤外科（1990年）、北京大学人民医院创伤医学中心（2017年）、香港大学深圳医院创伤中心（2018年）等。总体而言，创伤急救模式从曾经的"消警医复合型""院前兼院内型""院前附属医院型"等五花八门，逐渐规范为120指挥中心与医院脱钩，就近就急转运到医院急救，创伤学科也逐渐受到重视，越来越多的医院逐步建设了以急诊外科、创伤外科或重症医学科等为主导的实体化平台。《2013年中国卫生统计年鉴》中我国现有989所"三级甲等"医院，根据各医院官方网站中的"科室设置"资料，截至2012年底，设有"创伤中心""创伤外科""急诊外科"的仅49家（4.96%）。总体而言，我国创伤中心建设进程实际上是曲折而摇摆的，创伤学科长期呈现"院长依赖型学科"特点，并不是也未能"一建定终身"。有的创伤外科在建设一段时间后，被认为影响了其他外科专科发展，或者自身问题迭出，而被撤销或压减等。

我国创伤学科、中心和体系建设的发展有重要的两个关键点：一是2008年的汶川地震，引起了政府和各医院对创伤学科的普遍重视；二是2016年以后国家相关部门连续发布了几个文件推进创伤救治能力的文件，特别是2018年6月发布《国家卫生健康委员会办公厅关于进一步提升创伤救治能力的通知》要求普遍建设创伤中心建设，随后，各省积极规划建设省域内的创伤救治体系，创伤中心建设遍地开花。随着我国创伤学科进入发展最佳历史机遇期，创伤中心建设过程中也显现出不少问题，如：缺乏区域性创伤体系的合理、科学顶层设计，各医院没有构建创伤中心的可持续发展机制，创伤学科运行机制不符合创伤紧急救治需要等。

为帮助解决这些难题，付小兵院士和张连阳教授引进了美国外科医师学会创伤委员会编写的《创伤患者救治资源》一书，翻译团队都是我国较早建设创伤中心单位的学科带头人，他们结合了丰富的创伤体系建设理论知识和实践经验，较为准确地把握了原著的精髓和核心理念，本译著也作为我国创伤救治的

# 序

品牌项目——中国创伤救治培训（China Trauma Care Training, CTCT®）的配套教材出版。我相信本书将有助于国内同道借鉴国外现有的先进经验，引进创伤中心和体系建设的先进理念，促进我国创伤中心和体系建设和发展，有助于进一步提升严重创伤患者的紧急救治水平。

中国工程院院士

中国人民解放军陆军军医大学教授、博导

中国医师协会创伤外科医师分会名誉会长

2020 年 8 月

如果用一句话来概括严重创伤患者的最佳救治流程的话,那就是"患者在正确的时间,以正确的方式,被送往正确的医院,在正确的组织下接受一支正确创伤团队的救治,最后获得一个正确的结果"。

1966年,美国国家科学院和美国国家研究所联合发布了一份报告,题为"意外死亡与残疾:现代社会被遗忘的疾病"。这份报告总结了当时创伤急救在各个层面的实践与不足,并且提供了改变的建议。由此,它彻底改变了美国人民看待和处理创伤的方法。1976年,发生在美国的一场悲剧改变了美国以及世界上很多其他地方"第一个小时"救治创伤患者的方法,这就是高级创伤生命支持(Advanced Trauma Life Support,ATLS)的诞生。ATLS课程已经在全球超过80个国家传播,培训超过150万名医生。目前,在美国境内,经过美国外科医师学会创伤委员会认证的创伤中心达527家。所有这些创伤中心的认证依据,就是来自这本《创伤患者救治资源》。在过去的半个世纪,美国建立了完善的创伤救治体系;现阶段,美国外科医师学会创伤分委会的宏伟目标是把"创伤可预防性死亡降为零"。

2018年6月,国家卫生健康委员会发布了《国家卫生健康委员会办公厅关于进一步提升创伤救治能力的通知》。通知号召全国各省各地大力发展创伤中心和创伤救治体系建设,目的在于改善创伤患者的救治结局。可以预见,未来5～10年将是我国创伤救治体系建设的关键历史时期,这也是我们翻译本书的初衷。期盼本书可以在不同层面为我国创伤中心和创伤救治体系的建设带来积极而且深远的影响。在这本译著即将出版之际,我要感谢美国外科医师学会授权我们翻译和出版《创伤患者救治资源》一书。同时,我还要特别感谢整个翻译团队,特别是章桂喜医生在联系出版与组织翻译方面的突出贡献和无偿付出。

中国工程院院士

中华医学会创伤学分会名誉主任委员

2020年8月

随着社会发展和科学技术进步,创伤发生率不降反升,且高能量创伤愈加常见。以道路交通事故创伤为例,中国道路交通伤造成的伤亡人数连续20年高居世界道路交通事故伤亡人数的前两位。我国公安部门统计的数据表明,交通事故伤居死亡原因第三位。在2004—2015年间,中国高速公路共发生事故涉及伤亡216 400人,总病死率高达33.87%。发达国家自20世纪70年代开始建设的基于三级创伤中心的区域性创伤救治体系,已成功将三峰模式的创伤死亡转变为单峰模式。创伤救治也是突发事件紧急医学救援的重中之重,原国家卫生和计划生育委员会颁布的《突发事件紧急医学救援"十三五"规划(2016—2020年)》指出,我国紧急医学救援综合实力尚不能很好满足突发事件应对的实际需要,其中一个主要表现是全国区域布局的专业化紧急医学救援网络还未形成,基层紧急医学救援能力亟待加强;专业人才培养和学科建设需要加快推进。提出了"平急结合""专兼结合"和"建设区域紧急医学救援中心"的基本原则和任务。2018年6月发布的《关于进一步提升创伤救治能力的通知》要求普遍建设创伤中心建设。随后,全国各地掀起了规划、建设区域性创伤救治体系的热潮,包括建设省、市、区(县)各级创伤中心。

创伤体系建设需要顶层设计,根据区域内人口、交通和医疗资源,依托创伤救治工作开展较好、专业技术水平高和学科人才队伍发展整齐的各级医院,因地制宜制订一级、二级和三级创伤中心规划,确定各级中心的职责、权利和义务,制订创伤中心设立、建设、验收和复审的规范程序。各级创伤中心所在医院应坚持以创伤救治为重点发展方向,发挥全院集体智慧,构建创伤中心持续发展机制。医院应集中现有资源建设创伤中心,形成与传统优势学科高效协同的机制,应划定创伤中心的学科边界,确定创伤中心学科运行模式,并建立包括全部来院创伤患者的数据库,为创伤中心质量持续改进提供依据。但创伤中心相对于其他医疗中心,被赋予更多的社会责任与使命,实非易事,自启动创伤中心建设以来,各地、各级创伤中心遇到的问题也进一步佐证了这一判断。

以美国为代表的发达国家自20世纪70年代就构建了以分级救治为主体的创伤救治体系,根据救治中心救治水平不同设立了一到四级创伤中心,规范了各级创伤中心的能力建设标准,效果显著。美国外科医师学会创伤分委会致力于改进创伤患者的救治,并坚持由外科医师领导创伤救治团队,他们于1976年出版了 *Resources for Optimal Care of the Injured Patient*,之后经过数次修订,本次引进的是2014版。本书紧扣创伤体系和创伤中心建设,以提供最佳救治资源和能力为出发点,系统、详细地介绍了创伤体系和创伤中心的组成、模式、标准和持续改进等,涉及院前、转运和院内等环节,包括创伤登记、创伤项目绩效改进与患者安全、教育与培训、预防与研究等,对于现阶段我国创伤体系和创伤中心建设具有很强的指导性和操作性。

在付小兵院士领导下,中国医师协会创伤外科医师分会组织国内20家较早建设的创伤中心的学科带头人或学术骨干组成翻译团队,于2017年在大连举行的中华医学会第十一届全国创伤学术会议期间召开了启动会,并于2018年2月9日在海南医学院召开了定稿会。

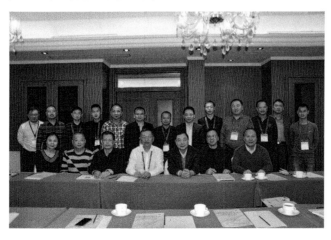

# 译者前言二

　　本书作为"中国创伤救治培训"(China Trauma Care Training，CTCT®)的配套教材，可供政府相关部门、各医院在创伤体系设计和创伤中心建设中使用，也可供从事创伤救治的临床医师、医科院校高年级本科生、研究生及相关人员参考。相信《创伤患者救治资源》的出版，必将帮助国内同道借鉴国外现有的先进经验，为提升我国的创伤救治水平贡献绵薄之力。

　　本书的翻译出版得到重庆市社会事业与民生保障科技创新专项"严重创伤诊断及救治适宜技术应用示范"(cstc2017shms-kjfp120009)的支持，为该项目的重要研究内容，相信本书的出版，将有助于建设区域性创伤中心。

　　最后，特别感谢美国外科医师学会及其创伤分委会免费给予中文版授权。感谢王正国院士在翻译出版中给予的支持和指导，感谢人民卫生出版社的大力支持，感谢各位参与翻译的专家付出的艰辛！值此付梓之际，我们诚惶诚恐，虽竭尽所能，但还觉意蕴未尽，如有不足甚至谬误之处，还望各位同道不吝指出，予以斧正。

中国医师协会创伤外科医师分会会长
中国人民解放军陆军军医大学大坪医院
2020 年 8 月于重庆

美国外科医师学会（American College of Surgeons，ACS）是代表来自美国和全球外科专科医师的专业组织。ACS 致力于改善外科病人的医疗和护理水平，并且在最佳和伦理实践的环境中维护医疗和护理标准，ACS 在全球范围内大约拥有 82 000 名成员。美国外科医师学会创伤分委会（Committee on Trauma，COT）成立于 1922 年，ACS-COT 的任务是制定和实施项目，以支持损伤预防并且确保患者在整个救治和康复过程中获得最佳的结果。这些项目包括宣传、教育、创伤中心和创伤系统资源，最佳实践的创建，结果评估，以及持续的质量改进。ACS-COT 的愿景是通过改善创伤患者的结局以消除全球可预防性死亡和残疾。

管理复杂的创伤性损伤患者需要一个医疗系统，这个系统旨在制定项目以防止损伤的发生，以及在损伤真的发生时提供及时和协调的救治。连续的救治始于院前急救提供者，其次是医院内的紧急救治过程，然后扩展到康复治疗以及重返融入社会。在许多国家，已经建立了正式的创伤系统以便组织所有的相关机构负责这个救治过程。建立起创伤系统创建了一个平台，让所有的利益相关者集中起来共同提高创伤救治，包括：制定院前创伤患者的救治流程，制定检伤分类指引以便指示院前急救提供者把患者送往最合适的医疗机构，制定创伤中心标准以便医院参与到系统中，以及规划出院后的康复治疗。

在 20 世纪 70 年代初期，ACS-COT 在美国制定了创伤中心指定标准。随着时间的推移并且基于最佳实践的证据，这些标准已经得到发展。医院的标准包括要求人员、领导能力、设备和基础设施以便在任何时候都能管理严重创伤患者。伴随着标准的创建，ACS-COT 要求每家创伤中心在医院层面对所有创伤入院患者收集质量改进数据。这促进了随后美国国家创伤数据库的创建，该数据库包括了标准的和强制性的数据元素，以便创伤中心之间的质量和结果可以进行分析。这个项目发展成为一个风险调整基准系统，称为 ACS 创伤质量改进项目（Trauma Quality Improvement Program，TQIP）。TQIP 允许创伤中心之间对救治结果和救治过程进行比较，促进了美国各地创伤救治质量的改进。

为了执行创伤中心标准，ACS-COT 建立了认证审查委员会和训练有素的创伤外科专家和护士，以便评估医院对标准的落实。这些标准由一个独立的 ACS-COT 审查团队进行认证，他们每三年访问医院一次。医院只有接受审查并且持续符合标准，才能继续作为 ACS 认证的创伤中心。这种制定标准、收集高质量数据，并且由一个独立的团队进行定期认证的组合已经成为美国创伤系统发展的基础。

为了不妨碍政府规章制度对医院角色的定位，ACS-COT 有一个明确的作用。作为一个专业的协会，ACS-COT 设置标准，然后验证医院是否满足这些标准。负责医院规章制度的政府监管机构使用 ACS-COT 的专业知识，但最终由负责的政府机构决定是否指定医院为创伤中心。

取决于不同医院可以获得的资源，医院被指定为不同级别的创伤中心。大型三级转诊医疗中心通常指定为一级或二级创伤中心，这代表最高的医疗救治水平。较小的或更多的农村医院指定为三级或四级创伤中心。让较小的医院和农村医院参与很重要，这样以确保患者在偏远地区可以得到初始拯救生命的治疗，之后如果需要的话，转运到一级或二级创伤中心。作为一个创伤系统，这些医院都必须共同努力，审查他们的绩效表现，并且改进患者在救治系统中移动的效率。

这本书是 2014 年版美国创伤中心标准的中文翻译版。因此，它提供了一个关键标准的路线图以便用于建立一个高度运作的创伤中心。这些标准的某些元素特定于美国的医学实践和监管，因此并不一定可以直接适用于其他国家；然而，基于标准的原则通常可以很容易适用于当地的环境。基于来自先前 ACS-COT 在拉丁美洲试验认证项目的经验，我们建议每个国家（或一个国家内可能的区域）建立自己的认证程序和认证审查专家团队。这也包括开发国家数据系统和文化相关的质量改进项目。

此外，这些标准强调和授权创伤救治专业人员继续教育的重要性。伴随认证项目，ACS-COT 为医生和高级实践护士建立了高级创伤生命支持（Advanced Trauma Life Support，ATLS）课程和高级创伤护理课程（Advanced Trauma Course for nurses，ATCN），作为创伤患者初始管理的、以证据为基础的结构化教育。我们恭敬地建议中国创伤系统的领导者考虑为所有创伤救治提供者启用 ATLS 和 ATCN 或类似的教育项目。在超过 85 个国家中，全球 ATLS 大家庭的专业人士拥有 40 年历史文化相关和有效的教育模式。这个多学科的 ATLS 团队热情欢迎与中国医学界分享这个项目的机会。

我们赞赏中国医师协会的领导者致力于在全国发展创伤系统和推进创伤救治的努力。我们希望你们觉得这本书有助于在中国发展一个综合的创伤体系。作为 ACS-COT 的领导者，我们随时准备协助你们发展创伤中心认证项目和推进创伤系统的建设。创伤仍然是一个全球优先的公共卫生项目，占全球死亡人数 9%，每年约有 580 万人死于创伤。此外，由于创伤不成比例地影响年轻人，幸存者存在重大的残疾负担。在美国外科医师学会创伤分委会的我们期待与你们合作，发展中国和世界各地的创伤系统，并且持续地促进创伤的救治。

Eileen M. Bulger, MD FACS
美国外科医师学会创伤分委会主席

Ronald M. Stewart, MD FACS
美国外科医师学会创伤项目医疗主管

# Preface to Chinese Edition

The American College of Surgeons (ACS) is a professional organization representing surgeons of all specialties, both in the United States and globally. With approximately 82,000 members worldwide, the ACS is dedicated to improving the care of the surgical patient and to safeguarding standards of care in an optimal and ethical practice environment. The Committee on Trauma (COT) of the ACS was founded in 1922 and the mission of the ACS COT is to develop and implement programs that support injury prevention and ensure optimal patient outcomes across the continuum of care. These programs incorporate advocacy, education, trauma center and trauma system resources, best practice creation, outcome assessment, and continuous quality improvement. The vision of the ACS COT is to eliminate preventable deaths and disabilities across the globe by improving the outcomes of trauma patients.

Management of patients with complex traumatic injury requires a system of care which seeks to both develop programs to prevent injuries from occurring, and when they do occur, provides timely and coordinated access to care. The continuum of care begins with the prehospital providers, followed by acute hospital care, and extending to rehabilitation and reintegration into society. In many countries, formal Trauma Systems have been established to organize all of the agencies responsible for this care. Establishing a trauma system creates a forum to bring all the stakeholders to the table to improve care including developing prehospital protocols for the care of injured patients, triage guidelines to direct the prehospital providers to the most appropriate hospitals, trauma center standards for hospitals participating in the system, and planning for rehabilitation after hospital discharge.

Beginning in the 1970's, the ACS COT developed standards for trauma center designation in the United States. These standards have evolved over time based on the emerging evidence for best practice. The hospital standards include requirements for personnel, leadership, equipment and infrastructure to manage seriously injured patients at all times. With creation of the standards, the ACS COT required each trauma center to collect quality improvement data on all admitted trauma patients in a hospital- based trauma registry. This was followed by creation of the National Trauma Database which included standardized, mandatory data elements so quality and outcomes could be analyzed across centers. This program evolved into a risk adjusted benchmarking system known as the ACS Trauma Quality Improvement Program (TQIP). TQIP allows comparison of outcomes and care processes between trauma centers to promote quality improvement across the United States.

To implement the trauma center standards, the ACS COT developed a verification review committee and trained expert trauma surgeons and nurses to evaluate a hospital's adherence to the standards. These criteria are verified by an independent ACS COT review team which visits the hospital every three years. These review visits and ongoing compliance with the standards are mandatory in order to maintain recognition as an ACS Verified Trauma Center. This combination of setting standards, collecting high quality data, and regular verification by an independent team has been the cornerstone of trauma system development in the United States.

In order not to interfere with the role of governmental regulation of hospitals, the ACS COT has a defined role. As a professional society, the ACS COT sets the standards and then verifies whether these standards are met. The governmental agency responsible for hospital regulation uses the expertise of the ACS COT, but ultimately the responsible governmental agency decides whether to designate a hospital as a trauma center.

Hospitals are designated as trauma centers at different levels depending on the resources available at the hospital. Large, tertiary referral centers are usually designated as Level 1 or 2 trauma centers, which are the highest levels of care. Smaller or more rural hospitals designate as Level 3 or 4 centers. Engagement of the smaller, rural hospitals is important to ensure that patients in remote areas can receive initial life-saving care and then be transported to a Level

# Preface to Chinese Edition

1 or 2 center for additional care if needed. As a trauma system, these hospitals are required to work together to review their performance and improve the efficiency of patient movement through the system.

This book is a translation of the American standards for trauma centers, which was last updated in 2014. As such, it provides a road map to the critical criteria used to establish a highly functioning trauma center. Some elements of these standards are specific to the practice and regulation of medicine in the United States and therefore are not directly translatable to other countries; however the principles upon which the standards are based can usually be readily adapted to the local environment. Based on experience from a previous ACS COT pilot verification program in Latin America, we recommend that each country (or potentially each region within a country) establish its own verification program and expert verification review teams and processes. This includes development of national data systems and culturally relevant quality improvement programs.

In addition, the standards emphasize and mandate the importance of continuing education for trauma care professionals. Concomitant with the verification program, the ACS COT developed the Advanced Trauma Life Support (ATLS) course for physicians and advanced practice providers and the Advanced Trauma Course for Nurses (ATCN) as evidence-based structured education for the initial management of injured patients. We respectfully recommend that the leaders of the Chinese trauma system consider adopting ATLS and ATCN or a comparable educational program for all care providers. The global ATLS family of professionals has a 40-year history of teaching ATLS in culturally relevant and effective educational models in more than 85 countries. This multidisciplinary ATLS team enthusiastically welcomes the opportunity to share this program with the medical community in China.

We applaud the efforts of the leaders of the Chinese Medical Doctor's Association for working to develop trauma systems and advance trauma care across the country. We hope you find this book useful as you seek to develop a comprehensive trauma system in China. As leaders of the ACS COT we stand ready to assist with the development of your verification program and implementation of the trauma systems. Trauma remains a leading public health program across the globe, accounting for 9% of the world's deaths, estimated at 5.8 million people who die from injury each year. In addition, since trauma disproportionately impacts the young, there is a major burden of disability for survivors. We in the American College of Surgeons Committee on Trauma look forward to partnering with you to develop trauma systems and advance trauma care across China and across the globe.

Eileen M. Bulger, MD FACS
Chair American College of Surgeons Committee on Trauma

Ronald M. Stewart, MD FACS
Medical Director for Trauma Programs, American College of Surgeons

# 目　录

## 历史

美国外科医师学会（The American College of Surgeons，ACS）成立于1913年，以改进外科患者的救治和提高医师的教育为基本原则。美国外科医师学会创伤分委会（ACS Committee on Trauma，ACS-COT）是该协会最早的常任委员会。1922年，Charles L. Scudder（医学博士，美国外科医师学会会员）成立了此委员会，致力于提高创伤患者的救治，并认为创伤是需要外科领导的外科疾病。本书最早在1976年出版并制定了创伤患者的救治指南。

本书书名的演变与ACS-COT发布的救治理论的进步相一致。最初的书名《创伤患者最佳救治医院能力与资源（1976）》，演变为《创伤患者最佳救治能力与资源（1990和1993）》。书名细微的变化强调了"最佳医院能力与资源"向"最佳救治、基于获得的能力与资源"的转变，体现了重要和一贯的原则：无论何地受伤和无论何处接受救治都必须关注患者的需求。名称细微变化更好的表明了没有几个单独的医疗机构能够为所有创伤患者在所有情况下都能提供所有的能力与资源。这一现实迫使创伤救治体系的建立，而不是简单地发展创伤中心。

理想的创伤系统包括已明确的最佳创伤救治相关的所有组成部分，如预防、获得救治、院前救治和转运、紧急救治、康复、研究工作。术语"包容性"（inclusive）创伤体系用于指代这种包括所有的方式，相对于"排他性"（exclusive）创伤体系而言，后者指代仅仅集中在主要创伤中心的模式。但必须指出的是，"包容性"体系并不是无规划或无管理的体系。每一机构所承担的明确的任务和角色应该建立在可获取资源和辖区需求基础上，而不是建立在其自身定义的应被认定的水平基础上。虽然本书仍涉及了创伤中心认证和咨询，但也强调需要各级不同创伤中心联合救治创伤患者用以避免浪费宝贵的医疗资源，其目的是在成本-效益的基础上提供最佳创伤救治。

在本次修订中，进一步精炼了建立和发展"包容性"创伤体系的原则。审查并修订了一级和二级创伤中心标准，以确保这两种类型的创伤中心都可以提供高质量的医疗救治。四级创伤中心的标准随之扩展，包括对参与更广泛的区域性创伤体系的需求，早期的临床决策制定强调患者的评估和转运，类似于在农村创伤小组建设课程中提出的原则。

## 确定性治疗机构

获得认定的确定性创伤救治机构是发展建设创伤救治体系必不可少的。创伤救治体系是为所有创伤患者提供一系列救治的确定性救治机构的网络。在拥有足够一级创伤救治资源的地区，可能就不需要再有二级创伤中心。类似的，当一、二、三级创伤中心能提供辖区内一定体量的创伤患者救治，三级创伤中心也可能不一定必要。农村地区和偏远地区创伤患者的救治中，二级和三级中心则必不可少。必须强调的是，在创伤体系中，负责认证的权威机构应该负责明确预期严重创伤患者的体量，并评估可用资源，以决定在某一区域内创伤中心的最佳数量和级别。

理论上说，高效的创伤体系必须有一家领导医院。领导医院应该是创伤体系内可提供救治的最高水平医院。在许多地区，一级中心将担任领导医院的任务。在人口密度较低的体系中，二级机构也可以承担这一角色。在较小的辖区和乡村环境中，三级中心必须成为领导医院。

在大多数创伤体系中，不同级别认证的创伤中心组成的体系与其他急诊救治机构同时存在，后者也必须是创伤系统的正式成员，为相对不太紧急的创伤患者提供创伤救治，并提交数据和参与绩效改进项目。创伤救治体系必须制定创伤救治机构的标准。过去，这本由ACS-COT撰写的资料中提供的指南是相关标准的基础。我们曾试图强调区分不同中心之间资源的差异。我们不将分级方案视为医疗救治的排名，但作为对医疗救治资源的排名，也是对资源储备深度的评级。我们期望无论资源多少，致力于提供高质量救治的承诺是一致的。在这次修订中，增加了风险调整创伤中心预后作为基准，进一步精炼了对救治的质量改进。

## 一级

一级机构区域性的创伤中心救治资源，它是对创伤救治体系最重要的三级救治中心。归根结底，但凡需要一级中心救治资源的创伤患者都能够直接或经过高效的转运获得一级机构的救治。一级机构必须具有担任领导和对创伤各个方面提供完整救治的能力，包括从预防到康复。一级中心还必须在资源和人力上具有足够的储备深度。

患者救治、教育和研究需要大量的人力和机构资源，绝大多数一级创伤中心都是大学的附属教学医院。不过，其他愿意致力于投入这些资源的医院，也可能满足一级中心认证的标准。除承担急诊救治的责任外，一级创伤机构的主要任务是在教育、研究和体系规划方面发挥领导作用。这一职责需要覆盖在其所辐射的区域内所有提供创伤救治的医院。医学教育项目包括支持医院住院医师培训项目，为医、护人员和院前救治人员及研究生提供教育。可以通过各种不同的机制和方式来实现，包括经典的医学继续教育（continuing medical education，CME）、创伤和危重专科医师培训项目、为医学生提供的辅导项目（preceptorship）、人员交流项目和其他适合当地情况的方法。研究和预防项目，如本书中所定义的，是一级创伤中心所必不可少的。

## 二级

二级创伤中心也是被认为能为各种不同程度的创伤提供最初的确定性治疗的医院。除了再植术等复杂的、专科的损伤外，一、二级创伤中心应该说在临床上是相当的。但是，由于地理位置、患者体量、人员和资源上的差异，二级创伤中心可能无法提供与一级创伤中心相同的全面综合救治。因此，更复杂的创伤患者可能不得不转送至一级创伤中心。二级创伤中心可能是辖区中最常见的治疗中心，对大多数创伤患者实施救治。在这次修订中，审定并修订了一级和二级标准，以确保这两种创伤中心能够为严重创伤患者提供全面、确定性治疗。负责认证的部门，与更广泛的区域创伤体系合作，应该确保在一定的地理范围内的创伤中心数量和类型都能够实现最优化。二级创伤中心的发展不应影响已有的高收治量的一级创伤中心患者流。

二级创伤中心可以是一个学术机构，或是位于城市、郊区或农村地区的公共或辖区内的私人医院。在没有一级中心的地区，二级中心应该承担教育和体系领导的责任。在存在一级中心的地区，二级创伤中心应与一级创伤中心合作，以确保为辖区内患者提供最佳救治。正如本书所总结的，理想的创伤体系建立在患者利益高于医护人员和机构利益的职业模式上，最优的创伤体系建立了为患者提供正确和适宜的救治的共识。及时、成体系的合作和沟通对于最佳救治至关重要。

## 三级

不能立即获得一级或二级机构救治的社区由三级创伤中心提供服务。三级创伤中心能进行即刻的评估、复苏、紧急手术和稳定患者，并安排转送到能够在需要时提供确定性治疗的机构。在三级机构中，要求具备训练有素的急诊科医师和普通外科医师。这些医院应具有对应创伤患者的转送协议预案以及标准化的诊疗规范。因此，三级机构必须参加到更大范围的区域性创伤体系中。在偏远地区，三级创伤中心可以承担教育和体系领导的责任。在具有足够的一级或二级创伤中心的城市或郊区，一般来说，不适合再建立三级创伤中心。

## 四级

在没有更高级别救治机构的偏远地区（见第13章，农村创伤救治），四级创伤中心负责实施高级创伤生命支持。由于地理位置的阻碍，四级创伤机构成为实际上的主要救治卫生机构。训练有素的医师或其他相关临床工作者，必须一直可以提供救治。如愿意承诺提供最佳救治，在其资源符合条件时，四级创伤设施应该成为整合进入"包容性创伤体系"的一个组成部分，其加入更大的创伤体系中是必要的。与三级创伤中心一起，复苏的救治规范、转送规范、数据上报、参与体系的绩效改进均是必须的。

四级创伤救治机构必须与最近的一级、二级或三级创伤中心建立良好的工作关系。这对发展立足于现有可用资源来制定实际可操作标准的农村创伤体系是极为重要的。指南通过加强教育、资源分配、合理认证相关救治单位的级别，为怎样善于利用已有的专业人员和机构的资源提供指导，以实现农村地区的最佳救治同时，对于四级机构来说，一名能担任领导工作并支持与其他创伤中心保持联系的尽心尽责的医师是至关重要的。

"包容性体系"中的每一个机构都应该是创伤体系链条中的一环。这种关联有助于对需要更高级机构进行救治的严重创伤者进行迅速、有效的转送。一/二级中心和二/三级中心的医务工作者相互交流，可能是建立这种关系极好的方式。一级和二级创伤中心有义务以职业教育、咨询或社区延伸方式，来将其教育延伸至农村地区。这种方式包括向转送患者的医院反馈治疗和预后分析。所有机构都应在按与其能力和社区/体系的相应需求参与创伤体系，并应提交数据和参加到体系绩效改进中。

## 资源文件的用途

很明显，建立了评价医院是否达到ACS标准的认证过程是ACS-COT最佳救治相关指南自然发展的结果。1987年此认证过程设立，在撰写本文时，已完成超过2 700家现场的认证和咨询（见第22章，认证、审查及咨询项目）。本书已成为ACS-COT咨询/认证项目的指南。这一版是为了进一步协助创伤中心咨询/认证过程而制定的。为"包容性"创伤体系内的资源消耗提供支持成为关注重点。随着认证过程的成熟，在认证或咨询过程中争取对所评估医院院内的很多方面进行了更好的定义。本次修订的目的是减少或剔除模棱两可的创伤中心认证标准。

## 本版的修订原则

这是ACS-COT第六次出版《创伤患者救治资源》一书。随着新的信息和需求出现，每次修订都在许多方面都取得了进展。在本版和之前版本起草过程中，很多人员都无私贡献了大量的时间、精力、经验和知识。他们大多都是ACS-COT的主要委员，但来自其他专业委员会的成员也参与了其中，比如美国烧伤协会、创伤骨科协会、美国急诊医师协会、美国放射学协会，还有来自神经外科学、小儿外科学的专家，以及美国国家院前急救协会的官员等。本书是各位作者力求定义在区域性创伤体系中提供最佳救治所需资源的结晶。大量值得被提及的原则指导了本书的作者们。正如贯穿本书的术语："立即（immediately）"，指15分钟以内；"迅速（promptly）"，指30分钟内。

## 强调创伤体系而非创伤中心

创伤患者的救治要求采取系统的方法来确保最佳救治。系统方法在某一机构内是必不可少的；然而，没有任何一个创伤中心可以单独完成每一件事情。因此，无论辖区大小，系统方法都是必需的。1993年版的《创伤患者救治资源》力图定义"包容性"救治体系，但未能成功勾勒出患者流来支撑它。如果能明智地利用用于创伤患者最佳救治的资源，则应该产生某些资源集中。这种类型的资源分配应能使得患者向可获得的最高级别的救治机构流动，理想情况下，在医疗资源有限的情况下可以避免过度和不恰当的资源消耗。该系统应通过合理平衡资源和患者量来支持创伤中心的建设。

## 外部环境差异性

需要清楚认识到的是，当评估资源时，在城市和农村环境中对创伤患者实施救治的差异常常是巨大的。尽管不能找到对这些环境的完美定义，但我们仍试图明确这两种环境的需求。但是，无论哪种环境中，基于更多的严重创伤患者应该被集中到资源更密集的医疗机构这一事实，就可以预测相关的网络图。这些机构必须相互合作使得在其内部或跨越两种环境条件下的救治得到最优化。

## 不同级别救治的区别

真正力图做到避免不同层次的救治资源需求上的差异。一级和二级创伤中心对严重创伤患者救治的预后应该是相当的，重点关注关键标准以保证实现这一结果。尽管所有级别的救治质量理应是相似的，但创伤患者的严重程度和数量却被认为是资源利用的驱动因素。随着严重程度和数量的增加，需要更多的人力和财力资源来确保最佳救治。如果可能的话，所需投入资源的差异将能使得每一救治级别的机构基于所服务的、可接受的患者数量展开。根据当前医疗市场的需要，我们努力进行更实际的资源分配。

## 人力资源的投入

这一版本精确定义了普通外科医师、神经外科医师、矫形外科医师和急诊科医师的角色。在任何机构中，所有这些专科都必须在致力于创伤患者救治中承担积极的任务。随着救治级别的提高，医师必须更加投入，成为成功的创伤项目投入资源的一部分。创伤项目经理（trauma program manager，TPM）的任务更明确。在一个较大的创伤项目中，这个人和创伤医疗主任（trauma medical director，TMD）一起负责创伤项目的管理。

## 外科医师和医师的参与

资源可以用人力和资本设备参数来衡量。人力资源包括医疗和辅助专业人员。从人力资源的角度，最佳救治要求雇佣最佳的和最有能力的医务人员对创伤患者实施救治。这一版本进一步确立并阐明了具有普通外科和急诊医师资质或认证的医师的职责水平。这些人必须每天 24 小时在岗并提供最高水平的救治且不能将这些职责扔给正在规范化培训阶段的住院医师。

## 儿童创伤救治

应根据资源的多少来定义对儿童创伤的合理救治。儿童医院被认为是仅在一些区域内才有的特别资源。这些医院有义务达到与成人医院相同的标准。这一版本明确了儿童医院也能致力于投入相当于一到四级成人机构的资源。希望这一改变将使得更多儿童医院能够致力于投入到"包容性"创伤体系中。在整个儿童创伤治疗过程中，至关重要的是外科的参与和投入。这一版本强调了这一关键点。由于在许多地区，儿科专业资源是稀缺的资源，主要是成人或成人／儿童医院才能需要为创伤儿童提供高质量的救治。儿童创伤这一部分的意图是计划利用合适的辖区资源，持续建立协作性更好的系统方法。

## 危重患者的救治

高质量的危重救治对严重受伤患者的救治至关重要。在一到三级的机构中，目前要求具有由外科指导的专门的重症监护团队。这一改动意味着我们希望确保在需要时危重患者能够立即获得医师的救治。这项要求还表示，其他外科医师也能够对新近急诊入院创伤患者及时进行救治。

## 质量和预后

为创伤患者的最佳救治制定适当的标准是目前和之前版本的共同目标，以保证合理的基础设施和人员，确保高质量的数据采集以进行绩效改进和核实是否实现高质量的预后。在这一版本中，强制性要求创伤中心设定风险调整基准。绩效改进和患者安全的过程得到进一步定义和阐明，其目的是尝试对最佳绩效改进项目进行标准化和提供指南。

## 目标

在以前的几版中，我们的目标是在合理的设计与资金投入的救治体系中，更好地定义哪些是真正需要的资源，以便为创伤患者提供最佳救治。鉴于新的知识和不断获取更多可以运用其中的数据支持，我们计划持续审核和改进《创伤患者救治资源》一书。

另一目标是提供完全以循证医学为基础的科学方法来支撑每条建议。我们已经完成支持每一标准的循证依据列表。尽管我们实现了这个目标，但明显很多标准仍缺乏高质量的临床和系统的证据，这就强调了增加高质量创伤相关临床和系统研究的关键需求。对高质量预后相关研究的需求重点突出了保留并增强高容量、学术性创伤中心的必要性。从实际的角度来看，这意味着本版所包括的不少标准仍以专家共识为基石。

最后，在本版中，很多重点都放在了明确在审核过程中各级创伤中心成功通过评审时所要求的必须标准。我们一直努力试图阐明和精简语言以避免歧义。我们同样致力于采用积极的而非消极的方式来表述这些标准。在未来的改进中，创伤学会计划实施标准流程对本文件修订，包括常规寻求已加入的利益相关集体的投入（创伤医疗主任、创伤项目经理、医院领导层、院前医疗系统和委派的权力机关）。

（秦　华　付小兵　译）

# 第1章 区域性创伤体系：最优要素、整合及评估

无论从生产力寿命损失、长期或永久的伤残还是经济损失来看，创伤都是非常严峻的公共卫生问题。既往经验已反复证明，在单一医疗机构内有机地实施对严重创伤患者的救治能够改善预后，这一结论直接推动了创伤中心的认证程序。此外，区域性体系应当具备捡伤分类的程序，确保患者能够到达与创伤严重程度相符级别的创伤中心进行救治，这能改善预后。进一步的研究已表明通过有力的疾病管理措施，对从预防到康复的整个创伤谱进行管控可以改善预后。鉴于创伤的巨大影响，以及区域化方式被证明有效，公共卫生部门的中心任务是建立并维持综合的创伤救治体系。事实上，受益于平时创伤体系运行的经验和教训，美国军方在其原则基础上建立了联合创伤体系（the Joint Trauma System，JTS）。JTS实施后预后得到改善，至少部分要归功于贯彻区域性创伤体系的原则。

本书中所包含的标准，初衷是为了在专门从事创伤救治的紧急医疗机构内保证为创伤患者提供最佳救治设立的。历史上，提高创伤救治的努力集中在具有高度专科性创伤中心构成的独有的（exclusive）网络，大部分存在于城市。这种方式很适合于发生在距创伤中心较近的严重创伤患者救治，但在较大范围内处理创伤对公共健康问题的影响则显得力不从心，即如何保证任何地方所发生的创伤患者都能得到高质量的创伤救治。

非包容性创伤体系（exclusive trauma system）中，最严重的患者被分送至专门的创伤中心。大多数区域性的急救机构一般可以处置轻伤患者，但没有专门的创伤救治能力或与专业的创伤中心没有联系。然后，这些非专门的创伤医疗机构偶尔会收治一些严重创伤患者，尤其当转送至专门创伤中心的时间很紧迫时。对于所有急救机构来说，普遍的做法是依据救治指南（操作规范）尽量给创伤患者提供高质量的救治，这是必不可少的，其中包括那些需立即转送至上级医院的严重创伤患者及可以留在本地治疗的非严重创伤患者。创伤中心（所有级别）以及非创伤中心都是"包容性"的完整的创伤体系的必要组成部分。非包容性创伤体系仅仅纳入为严重创伤患者提供紧急救治的专门的创伤中心，而"包容性"整合的创伤体系则包括所有机构和所有严重程度的创伤患者，根据匹配患者伤情的需要和接收创伤中心的能力对患者进行分配（图1-1）。

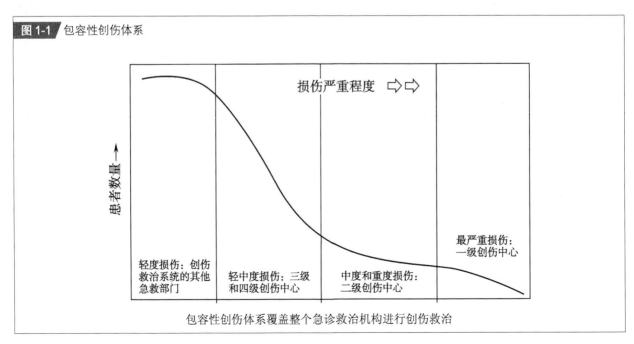

**图 1-1** 包容性创伤体系

损伤严重程度 ⇨ ⇨

患者数量 →

轻度损伤：创伤救治系统的其他急救部门

轻中度损伤：三级和四级创伤中心

中度和重度损伤：二级创伤中心

最严重损伤：一级创伤中心

包容性创伤体系覆盖整个急诊救治机构进行创伤救治

最佳的情况是，所有的配有急诊科的紧急救治机构应当在自身资源、能力以及与所在社区的需求相称的水平上正式创建并通过认证进行创伤救治。当所有的紧急救治机构都通过此种方式整合后，这种区域性创伤体系将具备以下能力：

- 充分利用可能的资源。
- 匹配患者需求和机构资源。
- 调动所有的紧急救治机构进行创伤救治。
- 确保创伤体系的运行能通过绩效改进和患者安全项目最大限度地满足患者的利益及确保患者的安全。
- 减少最高级别创伤中心的负担。
- 提高大规模伤亡事件时的外科处置能力。

所有附属于区域创伤体系行为都应依从正式书面的创伤体系方案。典型的是，牵头的机构（州、地区、县）负责制订方案，并且获得相关的管理/监督部门的投入、审核及批准。创伤体系方案须包含整合体系中的所有关键要素，具体列举如下：

- 优化最高级别的收治流程，包括非常专业的专科治疗，如口腔颌面外科、复杂手再植以及眼科急诊。
- 优化利用急诊医疗服务（emergency medical services，EMS），包括现场响应以及院间转运。
- 全体系范围内的医疗质量保证。
- 创伤预防的协同努力。
- 创伤相关的人群监控。
- 整合的灾难应急响应体系。
- 财政上可行且避免不必要的重复建设，浪费昂贵的资源。

## 创伤体系的组成及功能：公共健康模型

创伤体系的建设正在向更加专业化、组织化的方向发展。从历史上看，专业的创伤救治始于独立开业的外科医师，由其建立的临床科室并逐渐发展为组织化的紧急救治机构。最终，多学科、多机构项目建立起来，进而出现了"包容性"、相互整合的区域性创伤体系。随着创伤救治服务的扩展，已经认识到需要将创伤救治更好地整合进更广泛的公共健康的架构内。公共健康架构将创伤视作能够通过某种方式进行预防及管控，从而降低创伤严重程度并改善预后。公共健康方案路径所包含的步骤与机构绩效改进的过程惊人的相似。

- 根据可获取的数据明确问题（疾病或创伤）。
- 制订纠正方案（预防或干预）。
- 执行纠正方案并再次评估之后的数据以评估该干预措施的效果。

这些步骤转化为公共健康方案应对创伤的核心功能。

- 评估：基于人群和临床的数据库与救治的资源，常规和系统的收集并分析创伤相关问题，明确可能被干预之处。监控创伤疾病负担，明确资源的缺口以及使目前体系的资源能匹配预防救治的需求。
- 政策制定：为了满足创伤体系的总体目标和创伤救治预后的整体改善，设定了全面综合的政策以及制定救治标准（由评估所驱动）。创伤中心认证标准的制定是基于过程和资源的标准建设的例子之一。通过合作、培训特定的人员以及授权相关的利益共同体，能有利于政策制定。
- 保证：对体系的组成部分、资源、组织、程序的执行、监督和评估以及遵守相关政策和标准是提供必需服务的保证。强化体系的绩效标准并建立体系内的政策是确保上述过能够实现的方式。

上述这些核心功能，从广义的战略性角度阐述了创伤体系的功能，而不仅局限于定义以及它所包含的部分。创伤体系本身包含了通过有组织的、按预先约定的方式相互作用的很多不同相对独立单元，从而执行体系的核心功能并完成既定目标。在1992年颁布的《卫生资源与服务管理》（*Health Resources and*

## 第1章

区域性创伤体系：最优要素、整合及评估

*Services Administration*，HRSA）中的《规划创伤救治体系方案模型》（*Model Trauma Care Systems Plan*）中定义了创伤体系中相对独立的组成单元；这些单元与 HRSA 2006 年版的《规划创伤体系方案与评估》（*Model Trauma System Planning and Evaluation*）中定义的公共健康模型的核心部分是相关的。在美国外科医师学会创伤委员会（American College of Surgeons Committee on Trauma，ACS-COT）所发布的《区域性创伤体系：最佳的要素、整合与评估——体系咨询指南》（*Regional Trauma Systems：Optimal Elements，Integration，and Assessment-Systems*）将这些概念进行了进一步精炼并体现在创伤体系的建设中（图1-2）。

为了实现既定目标，应当具备对不同组成部分如何运行、如何进行合作有详细明了的方案。所有创伤中心应当参与支持创伤体系的工作，以实现其三个核心的功能。

通过几种方式可以完成创伤体系的评估。考察目前已有的所有资源，并明确如何将组织最优化，且怎样满足在一定区域内的创伤患者和整个创伤疾病谱的需求。明确对创伤患者真正实施最佳救治所需资源和基础设施中存在的不足或差距是必不可少的一步。牵头单位和创伤体系多学科顾问团队的合作努

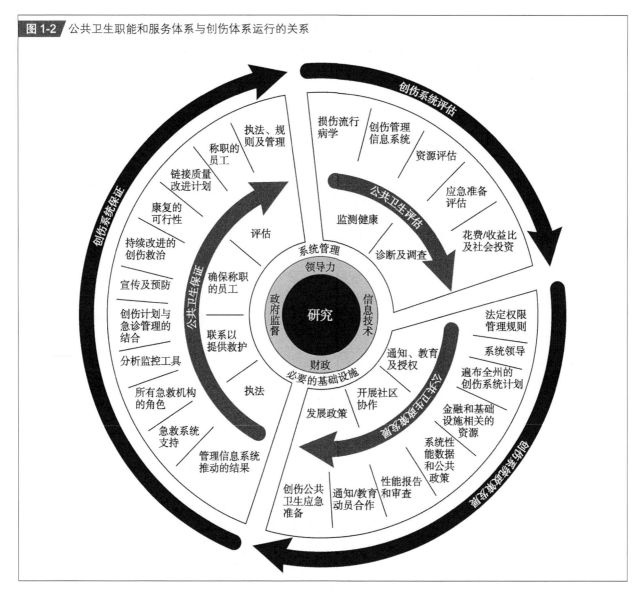

**图1-2** 公共卫生职能和服务体系与创伤体系运行的关系

（Source：U.S. Department of Health and Human Services，Health Resources and Services Administration. Model Trauma System Planning and Evaluation. Rockville，MD：U.S. Department of Health and Human Services；2006. Available at：www.facs.org/quality-programs/trauma/tsepc/resource. Accessed September 24，2013.）

力，可以完成评价体系中的许多方面。在一些情况下，最好有咨询团队来进行综合评估。这种团队可以帮助明确创伤体系优先建设方面和实施战略，甚至由多学科顾问团队提出工作指南。

创伤中心的领导需要在创伤体系的政策制定中发挥积极主动的作用。他们应当参与到监管与顾问团队中来，以保证制定和执行的条例规则能符合对创伤救治的临床所有方面的支撑。这类监管与顾问团队还应覆盖院前急救（EMS）和灾难响应以确保创伤救治能够很好地整合入这些资源中。此外，领导层的认知对帮助传达创伤体系方案并辅助持续分析体系内的数据以明确可供改进之处具有至关重要的作用。

- 创伤中心对于整个创伤体系的良好运转起着关键作用。
- 创伤中心将为整个创伤体系提供数据以及适当的财务数据。

创伤中心通过参与创伤培训支持院前救治的高质量

**ACS 创伤体系咨询**

一个团队化的咨询方式。在该过程中，多学科的团队将审阅所有创伤体系的领导机构和权益机构提供现有的信息，与核心的权益机构进行讨论，生成报告，其内容针对创伤体系发展和成熟的关键建议。ACS 创伤体系咨询已经覆盖了 30 个州、地区、国家和城市开展。某些之前进行过咨询的体系已经要求继续的随访咨询，以求为进一步地改进创伤体系提供指导。在所有情况下，创伤中心的领导帮助明确和支持咨询过程的需求，部分创伤中心也为咨询提供了资金支持。创伤中心的领导者为咨询过程提供了数据和时间，这些对成功的咨询都是至关重要的。

整合，采用现场检伤分类标准与创伤小组启动的偶联，提供医疗监督（在线和离线），建立治疗规范，提高多学科能力建设，将院前数据整合入创伤登记数据。

- 每一个创伤中心必须有能够胜任的人力资源，保证所有医务人员接受过根据创伤救治的原则及规范建立的培训。
- 高级别的创伤中心可通过外训项目等方式来帮助低级别的创伤中心获得胜任能力。
- 绩效改进与患者安全（performance improvement and patient safety，PIPS）这一功能对所有创伤中心都必不可少。本书第 16 章中罗列了内部的 PIPS 功能。通过参与多学科与多中心协同的 PIPS 项目，创伤中心的领导参与或领导院外的绩效改进。

## 认定的创伤中心在区域性创伤体系建立中的作用

卫生系统的目标是降低疾病风险以及个人和社会的负担。对于创伤来说，单纯通过对个人提供最佳的紧急救治无法实现这一目标。需要与创伤救治相关的完整统一体——从预防到康复到再次帮助损伤患者回归社会的共同努力。图 1-3 中显示了创伤体系复杂而整合的本质。

为了实现降低州或区域创伤疾病负担这一目标，创伤体系需要在一定的地理区域内制定急救机构、人员以及有组织的实体化网络，以有机、协作的方式进行运作。在此架构下，创伤中心及其外科救治团队只是"包容性"整合的"疾病管理"体系的一方面要素。单独的创伤中心以及健康服务是必不可少的体系资源，需进行积极主动的参与（CD 1-1）。在没有建立良好的创伤体系的地区，独立的创伤中心可能成为创伤协同救治的首要驱动力。它们必须以促进在创伤中心基础上建立的标准化、整合，以及 PIPS 参与"包容性"创伤体系的规划和发展的方式进行工作（CD 1-2）。

随着创伤救治的组织从单独的创伤中心扩展为多机构的体系，已经认识到创伤中心需要有效、广泛地参与创伤体系规划、实施及评估等各方面。作为创伤体系中的一个关键要素和治疗的焦点，创伤中心通常为州或地区系统提供行政领导、医疗领导和学术专业帮助。区域性的牵头创伤中心（一、二或三级）与其他领导机构一起合作，承担了更多的责任，即在体系内积极与其他相关资源（认定的创伤中心、紧急救治机构以及院前急救医疗体系等）一起承担提升整个体系的绩效改进。

有意义地参与州或区域性的创伤体系的规划、建立和运营对区域内认定的区域性创伤中心、紧急救

图 1-3 完整创伤救治的预案

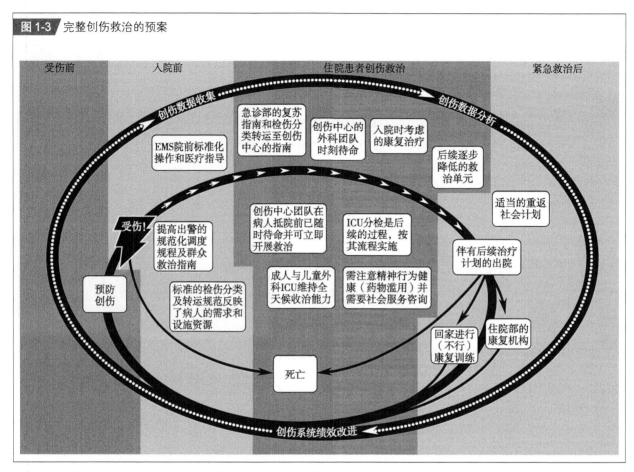

（Source：U.S. Department of Health and Human Services，Health Resources and Services Administration. Model Trauma System Planning and Evaluation. Rockville，MD：U.S. Department of Health and Human Services；2006. Available at: www. facs.org/quality-programs/trauma/tsepc/resources Accessed September 24，2013.）

治机构都是必须的（CD 1-3）。参与的实质取决于该区域的行政体制、政策，以及创伤体系本身的发展程度。以下是一些创伤中心医务人员参与的范例：

- 参加州和区域性创伤救治顾问委员会。
- 领导州和区域性的医疗审计协会。
- 与区域性的创伤救治顾问委员会、急救医疗体系或其他的机构进行常规合作来促进州和区域创伤体系的发展。
- 参与媒体和法制教育来促进和发展创伤体系。
- 参与州和区域性创伤治疗需求的评估或创伤监控。
- 参与州或区域性创伤方案的制订或州的创伤登记。
- 为区域内的医院及其上级单位提供技术支持和教育培训以提升整个体系的能力。

在充分建设的"包容性"创伤体系内，单一创伤中心不能直接管理或影响体系中全部的元素，但相当一部分可以。如果州或区域内已经具备领导机构和"包容性"体系的基本架构，该领导机构在创伤中心的参与下，应具有制定政策和体系运转的权威和责任。如果没有突出的领导机构或基础架构不成熟的情况下，在整个体系成熟之前，创伤体系的领导一般由认定的创伤中心来进行指定。

（刘　冬　张连阳 译）

## 补充阅读

Barringer ML, Thomason MH, Kilgo P, Spallone L. Improving outcomes in a regional trauma system: impact of a Level III trauma center. *Am J Surg*. 2006;192(5):685-689.

Boyd DR. Trauma systems origins in the United States. *J Trauma Nurs*. 2010;17(3):126-134.

Coimbra R, Hoyt DB, Bansal V. Trauma systems, triage, and transport. In: Mattox KL, Moore EE, Feliciano DV, eds. *Trauma*. 7th ed. New York, NY: McGraw Hill; 2012:54-76.

Committee on Trauma, American College of Surgeons. *Regional Trauma Systems: Optimal Elements, Integration, and Assessment—Systems Consultation Guide*. Chicago, IL: American College of Surgeons; 2008.

Eastman AB. Wherever the dart lands: toward the ideal trauma system. *J Am Coll Surg*. 2010;211(2):153-168.

Glance LG, Osler TM, Mukamel DB, Dick AW. Impact of trauma center designation on outcomes: is there a difference between Level I and Level II trauma centers? *J Am Coll Surg*. 2012;215(3):372-378.

Immermann C. Perseverance: the creation of a voluntary inclusive statewide trauma system. *J Trauma Nurs*. 2010;17(3):137-141.

Institute of Medicine. *Hospital-Based Emergency Care: at the Breaking Point*. Washington, DC: National Academies Press; 2006.

MacKenzie EJ, Weir S, Rivara FP, et al. The value of trauma center care. *J Trauma*. 2010;69(1):1-10.

Moore L, Hanley JA, Turgeon AF, Lavoie A. Evaluation of the long-term trend in mortality from injury in a mature inclusive trauma system. *World J Surg*. 2010;34(9):2069-2075.

Newgard CD, Staudenmayer K, Hsia RY, et al. The cost of overtriage: more than one-third of low-risk injured patients were taken to major trauma centers. *Health Aff*. 2013;32(9):1591-1599.

Rokos IC, Sanddal ND, Pancioli AM, Wolff C, Gaieski DF; 2010 Academic Emergency Medicine Consensus Conference. Inter-hospital communications and transport: turning one-way funnels into two-way networks. *Acad Emerg Med*. 2010;17(12):1279-1285.

Sanddal TL, Esposito TJ, Whitney JR, et al. Analysis of preventable trauma deaths and opportunities for trauma care improvement in Utah. *J Trauma*. 2011;70(4):970-977.

U.S. Department of Health and Human Services, Health Resources and Services Administration. *Model Trauma System Planning and Evaluation*. Rockville, MD: U.S. Department of Health and Human Services; 2006. Available at: www.facs.org/quality-programs/trauma/tsepc/resources.

Winchell RJ, Ball JW, Cooper GF, Sanddal ND, Rotondo MF. An assessment of the impact of trauma systems consultation on the level of trauma system development. *J Am Coll Surg*. 2008;207(5):623-629.

# 第2章 创伤中心分级及其在创伤体系中的作用

理想创伤体系的核心是：大型、资源丰富的创伤中心（一级和二级）数量适宜、位置合适。最理想的二级创伤中心应有的资源包括随时在岗的有专业资质认证的急诊科医师、普通外科医师、麻醉医师、神经外科医师和骨科医师。其他有资质认证的专科医师可以在短时间内到位，为有需要的患者提供救治。

为确保一级创伤中心具有足够的经验和专业性，每年需要收治一定数量的创伤患者，包括创伤体系中那些最严重的创伤患者。此外，一些少见的创伤患者应该集中收治在专门的中心，以确保这些患者得到正确的治疗和处置。对患者数量最低要求是为了保证能有足够数量的住院患者以培训未来的创伤救治人员。科研工作是增强对创伤患者救治的知识所必不可少的，如休克、复苏、脑损伤、器官衰竭、康复等领域的基础科学研究。该创伤中心应该具备整合的，当前的绩效改进和患者安全（PIPS）计划，以保证提供最佳的并且在持续改进的救治（CD 2-1）。一级创伤中心不仅需要负责其创伤项目内的创伤救治，还需要协助支持跨区域创伤体系的救治评估。这个创伤中心应作为其辐射范围内所有救治创伤患者单位的综合资源。创伤中心应明确承诺致力于实现这一理想目标。

外科投入是一个正常运转的创伤中心所必需的（CD 2-2）。事实上，没有外科的领导，那么项目就不能够达到美国外科医师学会创伤委员会（ACS-COT）在本书中提出创伤患者救治中的所有要求。虽然，常常很难客观地衡量外科的投入，但可以从几方面来判断，包括拥有专职的外科医师来主管创伤项目、外科医师在创伤患者救治全过程中扮演积极的角色、外科专科医师参与创伤救治的绩效改进和患者安全（PIPS）项目以及外科专科医师承担创伤患者的宣教活动。创伤项目对社区、对医院、对其他同事的促进作用中，外科领导显而易见。这些投入是一个成功创伤项目不可或缺的珍贵资源。

美国外科医师学会创伤委员会（ACS-COT）支持创伤中心及创伤体系的发展以及相关公共卫生政策，包括需求评估、政策制定和保障政策。每个辖区都应评估其创伤救治的真实需要，强调按体系的方式来进行。尽管紧急救治医院在创伤患者救治中都有自己的任务，美国外科医师学会创伤委员会仍制定创伤中心分级体制（一级至四级）旨在协助辖区内创伤体系的建设。这种方式旨在规定某一特定地区内限定认证的中心的数量和级别。每个辖区都应该确保资源得到合理的使用，以实现创伤患者得到最佳救治的既定目标。每个体系的目标是使创伤患者的需求与创伤救治机构的能力相匹配。正确的检伤分类是一个良好创伤体系的关键特征，也是实现这样目标所必需的。现场检伤分类和转运到适当的机构可使得预后最佳化，资源使用的最优化。要正常运作，系统就需要合适的通信系统来链接院前通报，并清晰和明确定义检伤分类规范、转运目的地和创伤团队启动。对医院的资源、支持和能力进行客观的、外部评估是区域创伤体系建设早期的另一个重要步骤。由于地区间人口密度、地理位置和公共卫生资源的天生差异，每个区域性创伤体系需要通过个性化设计以实现创伤患者最佳救治。

在大多数的辖区内，明确一个认证的牵头医院，作为系统中其他医院的领导是合适的。然而，在主要的大都市中，可能有不止一家一级创伤中心，这些中心应协同合作，为所服务地区提供创伤患者的最佳救治。

在人口密集区域之外，二级创伤中心就是更广泛区域的负责医院。在一些农村地区，地广人稀，可能数公里范围内仅有三级创伤中心。在这种情况下，负责医院在承担平稳患者和转运、紧急手术和转运、患者救治的任务以外，还要承担创伤预防和控制、同行评审、教育培训等工作。

## 创伤中心分级概述

创伤中心必须能够提供必要的人力和物力资源（场地和设备）来妥善实施符合认证水平的紧急救治（CD 2-3）。下面阐述一级、二级、三级、四级创伤中心的标准。各级别中心承担其作为创伤体系一部分的角色。**一级和二级创伤中心对创伤患者实施临床救治的标准是一样的**。一级创伤中心区别于二级创伤中心是因为他们必须做到：

- 达到要求的住院量（见下文）。
- 保证重症医学救治在外科主导下（见第 11 章，临床学科协作）。
- 参加住院医师培训计划，负责教学和相关工作（见第 17 章，教育与延伸）。
- 进行创伤医学研究（见第 19 章，创伤研究与学术工作）。

一级创伤中心应是区域的资源中心，通常服务于大城市或人口密集区域。该机构应当作为体系中的领导医院。在人口更加密集的区域，可能需要不止一家一级创伤中心。所有一级机构都应能够处理大量严重创伤患者。

一家一级创伤中心每年需要收治至少 1 200 名创伤患者或者收治 240 名创伤严重程度评分（Injury Severity Score, ISS）大于 15 分的患者（CD 2-4）。相信这是足够支持一个一级中心教学和研究所需的最低数量。通过创伤救治的绩效改进和患者安全（PIPS）项目和医院政策，创伤主任必须有责任和权力在每年的年度评估中决定每位普通外科医师是否具备参加创伤小组的能力（CD 2-5）。

有资质的外科主诊医师必须参加重大治疗的决策，在急诊科参加严重患者的复苏，参加手术，并积极参加所有严重创伤患者的重症治疗（CD 2-6）。

院内外科主诊医师 24 小时在岗是最直接的参与方式。参与创伤小组的第 4 或第 5 年的住院医师或急诊科医师可以在经过批准后在等待外科主诊医师到达时就启动复苏，但不能独立运行或取代外科主诊医师的职责（CD 2-6）。具有住院医师或急诊主诊医师的情况下，外科主诊医师可以在院外值班。这种情形下，当地标准和 PIPS 项目必须明确定义需要外科主诊专科医师即刻到场的条件（CD 2-7）。

在一级创伤中心，在患者到达时外科主诊医师应该已在急诊科待命，并且已得知足够的院前信息。可接受的最高级别启动的最长响应时间，从患者到达时算起不能超过 15min。创伤小组完全启动的最低标准见第 5 章表 5-2。项目中必须表明创伤外科医师到场率最低达到 80%（CD 2-8）。医院创伤 PIPS 项目要监督外科主诊医师即刻（15min 内）到场并达到正确的启动标准（CD 2-9）。

对于伤情稳定，未达到需要创伤外科医师立即处置的患者，可以由急诊主诊医师启动创伤小组规范评估。当临床需要时，由创伤外科医师进行检查。

创伤外科专科医师值班时必须只服务于一家／所创伤中心（CD 2-10），并且必须公布创伤外科备班排班计划（CD 2-11）。

## 二级

ACS-COT 主导的现有认证程序认可了二级创伤中心在两种截然不同的环境中提供全面的创伤救治。第一种是在人口密集区域，二级创伤中心作为一级创伤中心临床诊疗和专业技术的补充。在这种情景下，一级和二级创伤中心应共同努力，优化使用本地区所有创伤患者救治的资源。这意味着机构之间，根据资源和临床专业性和患者需求，允许患者在医院之间流动的合作氛围。

第二种二级中心面对的环境是人口稀疏的地区。当一级机构由于地理距离遥远而无法承担领导责任的时候，二级医院承担作为地区领导的创伤机构职责。许多农村地区采取这种模式。该担任领导责任的创伤医院应有向同一服务区域的较小机构提供支持的延伸计划（见第 13 章，农村创伤救治）。

通过创伤救治的 PIPS 项目和医院政策的认可,创伤主任必须有责任和权力在每年的年度评估中明确每位普通外科医师是否胜任加入创伤专业团队中(CD 2-5)。有资质的外科主诊医师必须参加重大的治疗决策,到达急诊科参加严重患者的复苏,参与手术,并积极参与所有严重创伤患者的重症救治(CD 2-6)。

院内外科主诊医师 24 小时在岗是最直接的参与方式。参与创伤小组的第 4 或第 5 年的住院医师或急诊科医师可以在经过批准后在等待外科主诊医师到达时就启动复苏,但不能独立运行或取代外科主诊医师的职责医师(CD 2-6)。如果有高年资住院医师或者急诊主诊医师的值班,可能允许主诊外科医师在医院外值二线班。在这种情况下,必须建立当地的标准和 PIPS 项目,以定义哪些情况下外科主诊医师需要即刻(15min 内)出现在医院(CD 2-7)。在二级创伤中心,应该在患者到达时外科主诊医师已在急诊科待命,并且已得知足够的院前信息。可接受的最高级别启动的最长响应时间,从患者到达时算起不能超过 15min。创伤小组完全启动的最低标准见第 5 章表 5-2。项目中必须表明创伤外科医师到场率最低达到 80%(CD 2-8)。医院创伤 PIPS 项目要监督外科主诊医师即刻(15min 内)到场并具有正确的启动标准(CD 2-9)。

对于伤情稳定,未达到需要创伤外科医师立即处置的患者,可以由急诊主诊医师启动创伤小组规范评估。当临床需要时,由创伤外科医师进行检查。创伤外科专科医师值班时必须只服务于一家 / 所创伤中心(CD 2-10),并且必须公布创伤外科备班排班计划(CD 2-11)。

## 三级

对于许多地区而言,三级创伤中心是创伤体系中的重要组成部分。三级创伤中心应具有早期处置大多数创伤患者的能力,并且与一级和二级创伤中心签订严重创伤患者超出本单位救治能力时的转送协议。三级创伤中心必须有连续的普通外科覆盖(CD 2-12)。通过创伤救治的 PIPS 项目和医院政策规定,创伤主任必须有责任和权力在每年年度评估中确定每位普通外科医师是否具备参加创伤小组的能力(CD 2-5)。对于三级创伤中心,在患者到达急诊室之前外科专科医师应当已到位,并且已得知足够的院前信息。可接受的最高级别的响应时间,从患者到达时算起不能超过 30min。PIPS 项目中必须表明创伤外科医师到场率最低达到 80%(CD 2-8)。

三级创伤中心可能常常需要处理最终需转运至更高级别创伤中心的患者。由创伤主任批准并由 PIPS 项目监督的指南,用于定义合适的转运患者或留治患者是非常重要的。严格规定的转送方案是必不可少的(CD 2-13)。即便在早期决定转运,创伤外科医师也必须快速响应评估患者。然而,不能因为等待外科专科医师的到达而耽误转运。

## 四级

大部分四级创伤救治点位于农村地区,经常作为更大范围的创伤体系的补充。四级创伤救治点为创伤患者提供初级评估,但大多数患者需要转运至更高级别的创伤中心。四级创伤救治点需由专科医师或中级职称医师提供全天 24 小时覆盖的急诊服务(CD 2-14)。专科可能有或没有覆盖,但重要的是要具备组织良好的复苏小组。制定严格转送方案是必不可少的(CD 2-13)。对于四级创伤中心,在患者到达急诊科时专科医师(如果有的话)或中级职称医师应该已就位,并且已得知足够的院前信息。可接受的最高级别的响应时间,从患者到达时算起不能超过 30min。PIPS 项目中必须表明专科医师(如果有)或中级职称医师到场率最低达到 80%(CD 2-8)。

四级创伤中心将创伤体系扩展到人口密度低、地理位置偏远的农村地区,且医疗服务常常是不足的农村地区。这些医院典型的特征是数里内唯一的医疗资源,担任评估和救治创伤患者的初始节点。定义四级中心与更高级别的创伤中心区别在于它不能提供全天候的外科和 / 或骨科服务。四级中心的急诊科能随时进行复苏,由注册护士、专科医师或中级职称医师负责,并且必须由专科医师担任主任(CD 2-15)。首要的诊疗医师常常在中级职称医师的协助下,领导这些机构的评估和复苏。这些医务工作者应持当前有效的高级创伤生命支持®(Advanced Trauma Life Support®)认证作为能胜任创伤救治的能力之一(CD 2-16)。为了保持对当前的基于循证医学指南的认识,所有医务工作者每年需要至少参加8小时以上创伤相关的医学继续教育(CME)。

在本地区高级别创伤中心的支持下,必须制定并定期审核能反映四级创伤救治点临床能力的医疗合作及转运指南(CD 2-13)。由于需要更密切地与收治患者的创伤中心合作,四级创伤救治点还必须积极参加地区和全州范围内的创伤体系会议以及监督委员会(CD 2-20)。四级创伤中心应该是当地创伤救治的权威机构,并承担培训院前及院内医务工作者的教学任务(CD 2-21)。一级、二级、三级和四级创伤中心都必须参加地区灾难响应预案计划和演习(CD 2-22)。

对创伤项目的领导是至关重要的。对于一级、二级、三级和四级创伤中心,参与创伤救治和知识渊博的医疗主任和创伤项目经理必须在创伤同行评议专家委员会的指导下一起工作,以明确不良事件;制订纠错方案;确保监督的方式;再评估和制定基准(CD 2-17)。在一级、二级、三级和四级创伤中心,多学科创伤同行委员会必须定期召开会议,并要求日常参加创伤复苏工作的医护人员参加,以便审查系统和医务工作者的问题,并提出改进救治损伤患者的建议(CD 2-18)。在一级、二级、三级和四级创伤中心,PIPS项目计划需要有审计机制来审核和改善成人及儿童的救治(CD 2-19)。根据受伤的严重程度,许多患者将需要转移到更高级别的医院进行确定性治疗。

## 成人创伤中心处置创伤儿童

要最大限度地利用儿童创伤中心。然而,儿童创伤救治资源在大多数社会仍是十分匮乏的。在这些地区,成人创伤中心在必要时可作为该地区首要的儿童救治资源,因此可能需要提供创伤儿童的初级救治。任何每年收治超过100名15岁以下创伤儿童的成人创伤中心需要满足以下补充标准以证明他们救治创伤儿童的能力:创伤外科医师必须获得医院认证机构的儿科创伤救治资格认证(CD 2-23)。比如,认证可以基于儿童高级创伤生命支持(Pediatric Advanced Life Support)、儿童创伤CME、获得儿科专科医师资格、书面记录依照PIPS项目判断标准的能力。必须有专门的儿科急诊区域,儿科重症监护区域,合适的复苏设备和儿科专门的创伤PIPS项目(CD 2-24)。对于每年收治少于100名15岁以下创伤儿童的成人创伤中心,拥有这些资源是理想的。然而,这些医院需要通过他们的PIPS项目审核对创伤儿童的救治。

(陈科锦　章桂喜　译)

## 补充阅读

Bennett KM, Vaslef S, Pappas TN, Scarborough JE. The volume-outcomes relationship for United States Level I trauma centers. *J Surg Res.* 2011;167(1):19-23.

Brown JB, Watson GA, Forsythe RM, et al. American College of Surgeons trauma center verification versus state designation: are Level II centers slipping through the cracks? *J Trauma Acute Care Surg.* 2013;75(1):44-49.

Demetriades D, Martin M, Salim A, et al. Relationship between American College of Surgeons trauma center designation and mortality in patients with severe trauma (injury severity score > 15). *J Am Coll Surg.* 2006;202(2):212-215.

Ehrlich PF, McClellan WT, Wesson DE. Monitoring performance: longterm impact of trauma verification and review. *J Am Coll Surg*. 2005;200(2):166-172.

Gregg W, Jennings N, Dickerson C. State Flex Program EMS/trauma activities and integration of critical access hospitals into trauma systems. Flex Monitoring Team briefing paper no. 27; March 2010. Available at: www.flexmonitoring.org/wp-content/uploads/2014/02/bp27.pdf.

Kim YJ, Xiao Y, Mackenzie CF, Gardner SD. Availability of trauma specialists in Level I and II trauma centers: a national survey. *J Trauma*. 2007;63(3):676-683.

MacKenzie EJ, Rivara FP, Jurkovich GJ. A national evaluation of the effect of trauma-center care on mortality. *N Engl J Med*. 2006;354(4):366-378.

Marx WH, Simon R, O'Neill P, et al. The relationship between annual hospital volume of trauma patients and in-hospital mortality in New York State. *J Trauma*. 2011;71(2):339-345.

National Highway Traffic Safety Administration (NHTSA). *Trauma System Agenda for the Future*. Washington, DC: NHTSA; 2002.

Scarborough K, Slone DS, Uribe P, Craun M, Bar-Or R, Bar-Or D. Reduced mortality at a community hospital trauma center: the impact of changing trauma level designation from II to I. *Arch Surg*. 2008;143(1):22-27.

# 第3章 院前创伤救治

## 院前创伤救治

严重创伤患者的现代院前救治原则来源于军事战斗中发展起来的理念。急诊医疗服务体系（EMS）的目标是防止发生进一步的损伤，启动复苏，同时进行创伤患者安全，及时转运创伤患者。外科医师应当积极参与院前人员的培训、绩效改进以及 EMS 体系中创伤部分的发展。高质量、始终如一的持续急诊医疗要求创伤救治所覆盖区域内的全体院前人员理解创伤分拣标准和设计的流程、治疗规范、转运方式选择以及所在区域医疗单位的创伤救治能力。

创伤患者应当被直接转运至所在区域内由区域性创伤体系中具备最合适设备和人员来实施救治的创伤中心（见第 1 章，区域性创伤体系：最优要素、整合及评估）。院前人员应从体系内指南、创伤目的地医院规范、线上 / 线下的医疗指导、创伤中心是否获得认证等方面充分明确和理解目的地医院。院前人员应该绕行未经创伤体系认证为合适的医疗机构，即使该医院地理位置最近。

## 院前培训、绩效改进与患者安全

创伤项目必须参与院前人员培训、院前救治规范的建立与改进、绩效改进与患者安全计划（CD 3-1）。改善患者的最终预后依赖于实施有效的监督、整合以及评价患者救治的所有环节。院前人员需要参与多学科绩效改进计划，同时对创伤中心和在一定地理范围内已有的医疗指导体系负责（详见第 16 章，绩效改进和患者安全）。

创伤项目的工作人员应积极通过院前创伤生命支持课程（Prehospital Trauma Life Support，PHTLS）、大查房、创伤学术会议以及病例分析等参与院前人员培训。创伤项目工作人员应当支持在多学科绩效改进过程中和创伤救治的院前急救部分中都纳入院前人员。高质量、始终如一的创伤救治要求院前人员理解创伤目的地医院的标准、治疗规范、运输方式、以及其地理范围内的目的地医院。

## 医疗指导

两种方式可以进行院前创伤救治高质量的医疗指导。线下的医疗指导依据救治规范，需要由医师制订、修改和监督所有操作规范和流程，包括审核院前医疗文书的完整性和是否符合已制订的程序。外科医师应当密切与院前服务的医疗主任一起参加 EMS 创伤部分的建设和发展，并在制订创伤规范时承担领导责任。在线的医疗指导是现场急救人员和医师之间的双向语音沟通系统，提供临床表现，接收对患者进行最初和维持治疗的指示。

## 初步处置

院前医疗团队进行最初现场评估与处置。根据预先制订的规范（线下医疗指导）与医师指导的现场沟通（在线医疗指导）执行院前创伤救治的医疗指导。

院前创伤救治

用来指导院前创伤救治的规范必须由创伤救治团队制订,人员包括外科医师、急诊医师、院前救治医疗主任,以及基层和上级的院前人员(CD 3-2)。这种团队救治的模式有助于建立院内和院外救治的连续性。院前创伤救治规范应当在整体体系中都是统一的,同时应该基于《院前创伤救治指南》中包含的原则或创伤培训项目认可的类似标准化的医疗原则。

创伤患者院前现场救治范围包括评估、解救脱困、启动复苏、稳定病情以及安全及时将患者送至能力与患者病情需求符合的创伤中心或紧急救治机构。对于严重的创伤患者,初期复苏的关键要素只能限制于气道建立、机械通气、控制出血、骨折固定;如果病情需要的话,还要进行全脊柱固定。要尽量避免延误确定性治疗的耗时的现场干预。例如,静脉通路必须在运送至医院的途中进行建立。

## 目的地医院标准

现场的分拣标准应当有助于确定患者的目的地医院。目的地医院具有地域性差异。在有些地区,三级创伤中心是合理转运范围内最高级创伤中心。在有些地区,在相对较小的地理范围内聚集了大量一级和二级创伤中心。目前的创伤体系领导负责,大部分情况由当地的政府机构负责来建立每个区域的目的地医院的规范,并基于"合适的患者、合适的地点、合适的时间"的理念。所有的努力均是让患者在第一时间到达最佳的救治机构,除非因转运距离及转运条件限制无法达到。为了更进一步完善这一理念,理想的是由合适的团队救治患者。最理想的是将分拣标准、目的地医院规范及创伤小组启动直接联系起来。

指导院前人员决定单一患者需求可以在高级别创伤中心得到完全满足的判断要点(尤其是生理指标)应同时可以作为正确级别创伤小组的启动标准。如果创伤救治小组启动过度,意味着患者被过度分拣,因此需要调整目的地医院规范、现场分拣指南以及院前人员对于指南的执行。这些调整措施应当通过多学科绩效改进过程持续监督和改进现场分拣、目的地医院以及创伤小组启动标准。

## 过度分拣与分拣不足

合适的创伤患者在合适的时间送至合适的救治机构这一目标驱动院前创伤体系。缺乏明确的标准或不愿执行已有标准将导致过度分拣(轻伤患者送至较高级别的创伤中心)以及分拣不足(严重创伤患者转运至较低级别创伤中心或其他紧急救治机构)。总的来说,优先需要减少分拣不足,因为分拣不足将导致可预防死亡的出现,或由于确定性治疗延误导致残疾。尽管分拣过度对患者造成医疗预后的副作用可以降至最少,但是造成较高级别创伤中心日常救治创伤患者的过度花费和负担。在灾难以及大规模伤亡事件发生时,过度分拣会对患者救治造成和生存率产生负面影响,应当将这种情况最小化。创伤领域应更关注分拣不足以及因没有充分利用创伤救治体系而造成的医疗后果。有力的绩效改进项目是评估分拣过度与分拣不足率必不可少的,最终达到将分拣不足发生率降至理想的5%以下(CD 3-3)。这种救治既不要将轻伤患者转至高级创伤中心增加负担,也要减少轻伤患者的不必要的长途转运。

为了保证将创伤患者有效地分流到合适的目的地医院,创伤中心的"旁路(转流)"协议(bypass protocol)需要保持绝对的最低化。此外,如果分流是必须的,需要有明确详细的流程与程序提示院前人员和创伤中心周围的环境。创伤中心主任必须参加制订创伤中心"旁路协议"(CD 3-4)。创伤外科医师必须参与每一次的绕行(转流)决定(CD 3-5)。创伤中心"旁路协议"次数不应超过总体的5%(CD 3-6)。

当创伤中心需要进行"旁路协议"或"分流"时,中心应当具有通知调度单位与EMS机构的体系。创伤中心必须做到:

- 预先安排备用具有转运协议的目的地医院。
- 告知其他中心分流或咨询情况。

- 持续更新分流日志。
- 将所有分流和咨询情况纳入绩效改进计划分析。

## 院前急救医疗系统患者病历

院前创伤患者的救治应该包括：损伤的类型和机制、患者的解剖和生理损伤状态、事故发生的时间、解救、现场救治、受伤时长、伤后响应、干预措施。记录这些事件允许创伤中心人员了解受伤事件的经过以及潜在的损伤。部分项目发现救治照片非常有用，但是不应因此耽误救治。机动车损伤程度以及其他高能量损伤的机制应当详细记录，尤其是看起来为轻症的患者。这些信息促使院内医务人员快速评价潜在的损伤。创伤者的数据库建立同样要求能准确、及时获得 EMS 患者救治病历。

当电子化的院前患者救治记录系统成为常态化时，创伤中心的领导层对于确保信息的及时传输与整合至关重要。院前救治患者病历遗漏或延误需要纳入多学科绩效改进项目的记录体系，并且应当采取纠正措施用来逐步改善对于既定救治流程时效性、完成度以及准确性的依从性。部分创伤项目发现，EMS 系统"暂停"（time-out）记录可以保障创伤患者病情总结的自由沟通，以此确保治疗的连续性。特别是在创伤中心交接患者过程中，如果患者手写或电子病历小结没有留在创伤中心，这一做法非常有用。

## 空中转运

空中医疗转运已经成为将患者从受伤现场或者要求转运的机构迅速转运至创伤中心的重要手段。制定要求实施空中医疗转运的标准及流程且作为创伤绩效改进项目中监督的重要环节。要具备结构化的空中医疗安全项目，来指导院前人员建立安全的降落地点、正确的上下程序、与飞行员和医疗人员的沟通交流，以及靠近运转直升机的安全程序等。全国 EMS 医师委员会已经制订空中医疗和调度的指南。线上/线下的医疗指导制度并不适合于空中医疗救护的决策。医疗空勤人员应当具有体系完整的空中医疗教育课程和与创伤救治系统绩效改进项目进行整合的持续的质量改进计划。

## 其他问题

在现场做出拒绝或终止复苏治疗的决定是困难的。在出现创伤性心跳呼吸骤停后，为了帮助制订线上和线下医疗指导规范，美国外科医师学会创伤委员会（ACS-COT）和国家急诊医师委员会制订基于循证医学的指南，决定何时终止复苏是恰当的（见于 www.facs.org/quality-programs/trauma/vrc/resources to access Guidelines for Withholding or Termination of Resuscitation in Prehospital Traumatic Cardiopulmonary Arrest）。

院前创伤救治应当同时强调患者安全和 EMS 人员在现场及转运过程中的安全。肝炎病毒感染和获得性免疫缺陷综合征（AIDS）等传染病，严重潜在威胁院前人员的安全。对于《职业安全和健康管理》标准的依从性是强制性要求，培训应强调这些标准。所有的院前人员都应当使用合适的个人防护装备。

在大规模急诊事件中，利用院前人员整合并且利用对于所有体系资源的合理应用至关重要。应当鼓励在适当水平的国家突发急诊事件处理系统（NIMS）中的培训。应当鼓励经常演习以维持技能水平。

代表 EMS、急诊医学、创伤外科和公共卫生的专家委员会最近修改了最初由美国外科医师学会创伤委员会（ASC-COT）制定的现场拣伤分类标准（图 3-1）。这一专家组是由国家疾病预防与控制中心（CDC）负责召集，并得到国家高速公路安全委员会（NHTSA）。的支持现场分拣内容的决策方案应该是专家委员会的观点，而不一定代表 CDC 和 NHTSA 的官方意见。

**图 3-1** 创伤患者现场分拣 2011 指南

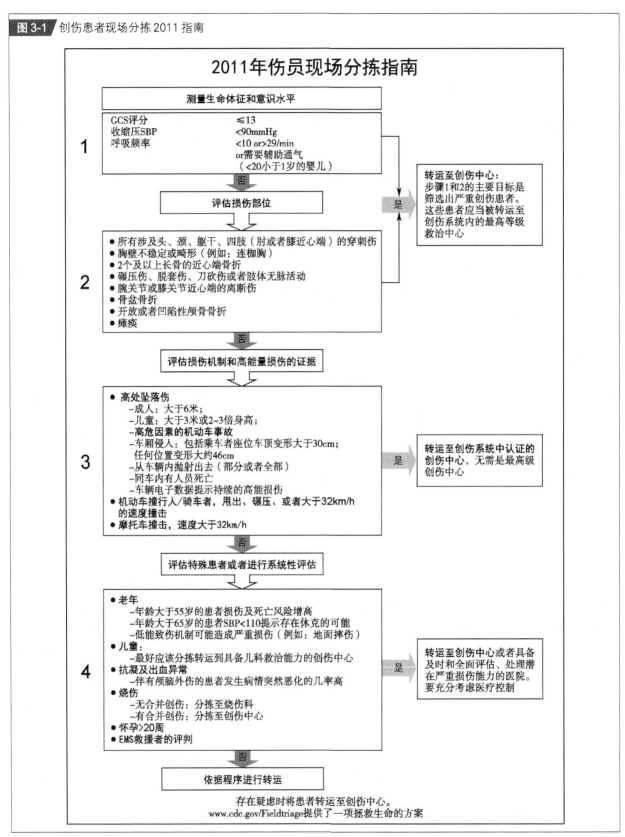

（Source: Sasser SM，Hunt RC，Faul M，et al；Centers for Disease Control and Prevention. Guidelines for field triage of injured patients: recommendations of the National Expert Panel on Field Triage，2011. MMWR Recomm Rep. 2012；61（RR-1）：1-20. Available at: www.facs.org/quality-programs/trauma/vrc/resources.）

## 监督分拣不足与过度分拣

创伤体系应当确立和监督分拣不足与过度分拣的可接受发生率。分拣不足定义为将患者分类为不需要创伤中心救治，而实际上，他们需要。这种分拣是假阴性的分拣。分拣不足是医疗问题，可能导致患者发生不良预后，接收的医疗机构可能没有足够的资源去诊断和治疗创伤患者。

界定可接受的分拣不足的水平取决于如何确定创伤患者是否需要创伤中心救治（严重创伤患者）。一种方式是通过明确出现在某一区域化创伤体系内的所有可预防性死亡。分拣不足意味着创伤患者被送至非创伤中心的医院，继而死于潜在可预防因素。通过这样的方式，目标分拣不足发生率应低于 1%。

另外一个方法是明确有多少严重创伤患者被不恰当地转运到非创伤中心的医院。如果创伤严重程度评分（ISS）≥16 分定义为严重创伤患者，分拣不足的患者即 ISS≥16 分的患者被送至非创伤中心的医院。采用这种方法，分拣不足的可接受的发生率最高不能超过 5%。

过度分拣是错误地将患者分为需要创伤中心救治的决定，而通过回顾分析发现他们并不需要。过度分拣导致造成有限资源（经济和人力）的过度使用，因此，对此进行监督同样重要。计算过度分拣通常采用标准的创伤登记准则对严重创伤患者进行分类。例如，最早用于严重创伤预后研究的是死亡或入院时间超过 48 小时，或收入 ICU，或接受手术治疗的患者。那些没达到标准就转运至创伤中心的患者被计入总量（分子）。所有被转运至创伤中心的患者数为分母。大多数可接受的过度分拣率可以在 25%~35%（图 3-2）。

| 图 3-2 计算分拣过度与分拣不足率的计算方法（矩阵法） | | | | |
|---|---|---|---|---|
|  | 非严重创伤 | 严重创伤 | 合计 | 过度分拣率<br>A/C × 100 |
| 最高等级 TTA | A | B | C |  |
| 中等 TTA | D | E | F | 分拣不足率<br>（E+H）/（F+I）× 100 |
| 非 TTA | G | H | I |  |

（许永安 译）

## 补充阅读

Bulger EM, Guffey D, Guyette FX, et al; Resuscitation Outcomes Consortium Investigators. Impact of prehospital mode of transport after severe injury: a multicenter evaluation from the Resuscitation Outcomes Consortium. *J Trauma Acute Care Surg*. 2012;72(3):567-573.

Claridge JA, Golob JF Jr, Leukhardt WH, et al. Trauma team activation can be tailored by prehospital criteria. *Am Surg*. 2010;76(12):1401-1407.

Davis JS, Graygo J, Augenstein J, Schulman CI. Prehospital information for optimal patient care. *Am Surg*. 2013;79(4):441-443.

Doucet J, Bulger E, Sanddal N, Fallat M, Bromberg W, Gestring M; Emergency Medical System Subcommittee, Committee on Trauma, American College of Surgeons. Appropriate use of helicopter emergency medical services for transport of trauma patients: guidelines from the Emergency Medical System Subcommittee, Committee on Trauma, American College of Surgeons. *J Trauma Acute Care Surg*. 2013;75(4):734-741.

Gage AM, Traven N, Rivara FP, Jurkovich GJ, Arbabi S. Compliance with Centers for Disease Control and Prevention field triage guidelines in an established trauma system. *J Am Coll Surg*. 2012;215(1):148-154.

Iedema R, Ball C, Daly B. Design and trial of a new ambulance-to-emergency department handover protocol: "IMIST-AMBO." *BMJ Qual Saf*. 2012;21(8):627-633.

Institute of Medicine. *Emergency Medical Services: At the Crossroads*. Washington, DC: National Academies Press; 2006.

Lerner EB, Roberts J, Guse CE, et al. Does EMS perceived anatomic injury predict trauma center need? *Prehosp Emerg Care*. 2013;17(3):312-316.

McCoy CE, Chakravarthy B, Lotfipour S. Guidelines for field triage of injured patients: in conjunction with the Morbidity and Mortality Weekly Report published by the Center for Disease Control and Prevention. *West J Emerg Med*. 2013;14(1):69-76.

Millin MG, Galvagno SM, Khandker SR, Malki A, Bulger EM, for the Standards and Clinical Practice Committee of the National Association of EMS Physicians (NAEMSP) and the Subcommittee on Emergency Services–Prehospital of the American College of Surgeons' Committee on Trauma (ACSCOT). Withholding and termination of resuscitation of adult cardiopulmonary arrest secondary to trauma: resource document to the joint NAEMSP-ACSCOT position statements. *J Trauma Acute Care Surg*. 2013;75(3):459-467.

Mollberg NM, Wise SR, Berman K, et al. The consequences of noncompliance with guidelines for withholding or terminating resuscitation in traumatic cardiac arrest patients. *J Trauma*. 2011;71(4):997-1002.

National Association of EMS Physicians, American College of Surgeons Committee on Trauma. EMS spinal precautions and the use of the long backboard. *Prehosp Emerg Care*. 2013;17(3):392-393.

Sasser SM, Hunt RC, Faul M, et al; Centers for Disease Control and Prevention. Guidelines for field triage of injured patients: recommendations of the National Expert Panel on Field Triage, 2011. *MMWR Recomm Rep*. 2012;61(RR-1):1–20. Available at: www.facs.org/quality-programs/trauma/vrc/resources.

Seamon MJ, Doane SM, Gaughan JP, et al. Prehospital interventions for penetrating trauma victims: a prospective comparison between advanced life support and basic life support. *Injury*. 2013;44(5):634-638.

# 第4章 院间转运

在区域性创伤体系中,所有医院之间的合作对最佳的院间转运至关重要。机构间双方共同认定的正式创伤患者转运指南是创伤体系必不可少的一部分。共识应该明确定义需要转运的患者以及转运程序。第一步是阐明每家医院的能力,以及区域内的转运能力。制订快速救援的指导方针,明确哪些受伤患者需要更高一级的救治,包括可供选择的运输方式、以及院间绩效改进和患者安全问题的双向沟通等信息,经过认真讨论、相互认同、正式书面且经常复核的方案是最佳方案。

过去经典的转运协议不是创伤患者转运的指南和共识,过去文件主要目的是保证转入医院接收创伤患者。当前的急救医疗和劳动法(emergency medical treatment and labor act,EMTALA)背景下,这一目的是无实际意义的,因为任何比转出医院能力强的医院都必须接收患者。因此,创伤中心的管理阶层和领导者必须全力支持指导方针和协议的进一步精炼。

创伤患者转运指南应至少包括以下几点:①确定需要被转运的患者;②医院间医师-医师沟通方法和患者伤情讨论,目前的治疗措施和达成共识的转运方式;③转运指南应确定何时选择地面或空中医疗转运以及推荐何种类型的救援人员(例如急救医务技师、救护员和注册护士);④文书要求,其中可能包括作为达成共识的转运形式附件,以及从患者安全和绩效改进角度的患者确定、各机构责任与联系方式等交流过程的问题共识。

即使患者在一级和二级创伤中心进行处置,明确的损伤和合并的损伤也可能导致高的死亡率。此类严重创伤的患者仍应考虑早期转运。表4-1列举了需要尽早从三级中心转运到更高级别创伤中心的创伤种类。显然,没有手术能力的四级中心和其他社区或急重症医院不应为了完成明确创伤类型的检查而延误转运。表4-1列出了从有限或没有手术能力的医院转运患者的标准。制定这些标准的意图是促使决定及时转运,并且它不全面也不针对特定医院。

一旦做出转运的决定,转出医师即负责在当地医院的能力范围内启动复苏。高级创伤生命支持®(ATLS®)项目为完成这个任务提供了一个行之有效的方法(参考《高级创伤生命支持学生课程手册》)。转

| 表4-1 三级创伤中心转运到一级或二级创伤中心的标准 |
| --- |
| 1. 颈动脉或椎动脉损伤 |
| 2. 胸主动脉或大血管撕裂 |
| 3. 心脏破裂 |
| 4. 双侧肺挫伤 $PaO_2:FLO_2$ 比小于 200 |
| 5. 腹部重要血管损伤 |
| 6. 需要在 6 小时内输注超过 6U 的红细胞的 IV 级或 V 级肝损伤 |
| 7. 需要在 6 小时内输注超过 6U 的红细胞的不稳定骨盆骨折 |
| 8. 骨折或脱位伴远端脉搏消失 |
| 9. 颅骨穿透伤或开放性骨折 |
| 10. 格拉斯哥昏迷量表( GCS )评分低于 14 分或出现偏瘫 |
| 11. 脊椎骨折或脊髓损伤 |
| 12. 复杂骨盆 / 髋臼骨折 |
| 13. 两根以上单侧肋骨骨折或双侧肋骨骨折伴肺挫伤( 如果没有重症医师会诊 ) |
| 14. 明确的躯干损伤伴有进展期的基础疾病( 如冠状动脉疾病、慢性阻塞性肺疾病) |

诊医师应根据患者的需要选择一种运输方式,以便在运输过程中采用适合水平的救治。医师与医师之间直接的联系非常重要(CD 4-1)。具体而言,接收患者的创伤外科医师应该再次审核当前的生理指标,并讨论早期处置和最佳的转运时机。例如,如果有资质的外科医师和手术室,那么最符合患者利益是将持续出血的患者在转运前进行"损害控制"手术。然而,要避免在没有手术能力的医院中,为了进行诸如 CT 扫描之类的检查造成的延迟转运从而导致确定性治疗的延迟。

在危急情况下,将受伤患者转运到专业医疗机构的决定必须是单纯基于患者病情的需要,而不是基于患者特定的医疗网络供应者(例如,卫生保健组织或自己希望的医疗机构)的要求或基于患者的支付能力(CD 4-2)。只有在患者的病情符合《美国外科医师学会处置和创伤系统报告》所定义的稳定状态,才能做出后续转诊至救治网络中其他机构的决定。详见美国外科医师学会 ACS 认证、审核与咨询项目资源网站:www.facs.org/quality-programs/trauma/ VRC /resources。

四级创伤中心应该参考《农村创伤小组发展课程》(*Rural Trauma Team Development Course*©)。《农村创伤患者院间转运指南》是指导将患者转运到更高级别机构的标准。转运指南也可参见:www.facs.org/quality-programs/trauma/vrc/resources。

联邦立法依据 1987 年的综合预算协调法案(公法 100-203),对没有及时提供紧急救治的个人从业者和医院实行民事惩罚。此"反倾销"法,急诊治疗和积极行动法案(EMTALA),旨在防止仅以患者的支付能力为基础进行患者转运。

EMTALA 中与接收医师和机构相关的其他要素包括以下内容:

- 在开始转运患者之前,先确定转入医院有床位和有资质的人员。
- 血流动力学不稳定条件下不要转运患者,除了医疗需要,以及只有医疗机构在力所能及的能力范围内提供医疗服务,使得患者转运风险最小化之外(在没有外科手术能力的医院,可能永远不能稳定血流动力学,在静脉输液、输血和液体复苏,以及可能的骨盆骨折固定后延迟转运被证明可能会是致命的)。
- 提供适当的转运,采用配备生命维持设备和人员的车辆,并符合预先制订的在转运过程中可能出现的突发事件处置预案。
- 将所有病历、检验结果、影像学检查结果以及其他与患者有关的报告或数据送到转入医院,否则会增加转运患者的风险,在这种情况下,这些信息尽可能快地送达。
- 签发提供转运的证明和转运同意书并随患者一起转运。

根据 EMTALA 转入医院也有义务。已进入接受医疗保险协议并拥有专科能力或设施的医院,如果医院具备救治能力,就有义务接受需要专科救治的合适的转运患者。创伤 PIPS 过程应常规审核机构定义的能力,以确保危重患者被合适的机构接收且不延误治疗。

PIPS 项目包含对转运过程的评价是医院间转运的非常重要的方面(CD 4-3)。很多方式都可以实现这一工作,具体取决于转运服务。无论如何完成流程,转入医院应向从转出医院获得资料、进行反馈、充分的沟通,以确保及时处理转运过程中出现或与转运相关的问题。提供信息、反馈和沟通还应包括与最佳救治治疗目标相一致的转运能力的认可。

## 患者转运指南

### 转出医师的职责:

- 确定需要转运的患者。
- 通过与转入患者的创伤外科医师直接联系启动转运过程。
- 在医疗机构的能力范围内启动复苏。
- 请转入医院外科医师会诊,确定适当的运送方式。
- 将所有病历、检验结果和影像学检查资料移交给转入机构。
- 对所有转运进行 PIPS 审查(CD 4-3)。

**转入医师的责任：**

- 确保在患者到达时准备好救治所需的资源。
- 向转出医师提供会诊，针对转运的具体细节、额外的评估或转运前的复苏。
- 一旦开始患者转运，明确在转运过程中的医疗主管。
- 确定运送的 PIPS 程序，允许转入的创伤外科医师直接向运送团队反馈，或至少向运送团队的医疗主任和转出医院进行反馈。
- 向转运中心反馈患者的情况、治疗方案和 PIPS 中发现的问题。

**运送管理：**

- 确保在运送过程中具备合适资质的人员和设备，以满足预期的突发事件预案要求。
- 确保保障足够，如液体、血液制品和药物，一起跟随患者运送。
- 经常监测生命体征。
- 支持重要的功能（例如，机械通气和保护脊柱，并支持血流动力学和中枢神经系统）。
- 在运送过程中持续记录，并在患者交接时将其提供给转入机构。运送过程中保持在线医疗指导。

**创伤体系责任：**

- 一旦做出转运决定，确保迅速转运。
- PIPS 回顾分析所有的转运。
- 确保转运资源与创伤严重程度相称。

（陈大庆 译）

## 补充阅读

American College of Surgeons Committee on Trauma. Rural Trauma Team Development Course©. 3rd ed. Chicago, IL: American College of Surgeons; 2010.

Ciesla DJ, Tepas JJ III, Pracht EE, Langland-Orban B, Cha JY, Flint LM. Fifteen-year trauma system performance analysis demonstrates optimal coverage for most severely injured patients and identifies a vulnerable population. *J Am Coll Surg*. 2013;216(4):687-695.

Emergency Nurses Association, Society of Trauma Nurses, Emergency Medical Services for Children. *Inter Facility Transfer Tool Kit for the Pediatric Patient*. Washington, DC: EMSC National Resource Center; 2013. Available at: www.childrensnational.org/emsc/pubres/oldtoolboxpages/interfacility.aspx#resources.

Garwe T, Cowan LD, Neas B, Cathey T, Danford BC, Greenawalt P. Survival benefit of transfer to tertiary trauma centers for major trauma patients initially presenting to nontertiary trauma centers. *Acad Emerg Med*. 2010;17(11):1223-1232.

Gomez D, Haas B, de Mestral C, et al. Institutional and provider factors impeding access to trauma center care: an analysis of transfer practices in a regional trauma system. *J Trauma Acute Care Surg*. 2012;73(5):1288-1293.

Hedges JR, Adams AL, Gunnels MD. ATLS practices and survival at rural level III trauma hospitals, 1995–1999. *Prehosp Emerg Care*. 2002;6(3):299-305.

Nathens AB, Maier RV, Brundage SI, Jurkovich GJ, Grossman DC. The effect of interfacility transfer on outcome in an urban trauma system. *J Trauma*. 2003;55(3):444-449.

Nirula R, Maier R, Moore E, Sperry J, Gentilello L. Scoop and run to the trauma center or stay and play at the local hospital: hospital transfer's effect on mortality. *J Trauma*. 2010;69(3):595-599.

Sorensen MJ, von Recklinghausen FM, Fulton G, Burchard KW. Secondary overtriage: the burden of unnecessary interfacility transfers in a rural trauma system. *JAMA Surg*. 2013;148(8):763-768.

# 第5章　医院组织和创伤项目

当医院决定要成为创伤中心时,需要行政机构管理部门和医务人员的保证(CD 5-1)。两者的保证和相互配合对有利于资源的配置和建设旨在提供创伤患者最佳救治的项目是必要的。创伤项目包括以下要素:①医院组织架构;②医务人员的支持;③创伤医疗主任;④创伤复苏小组;⑤创伤医疗服务;⑥创伤项目经理;⑦创伤登记;⑧绩效改进的支持人员;⑨绩效改进和患者安全项目下的多学科创伤同行评审委员会。

## 医院组织架构

医院的行政管理机构必须支持创伤项目。创伤项目经理应该向最大限度支持其岗位任务与职责的管理层和创伤医疗主任汇报。监管部门和医务人员都必须要求管理层提供书面承诺保证是书面文件保证(CD 5-1)(表 5-1)。每 3 年必须续签一次,且所签署文件在创伤中心进行认证时必须要在有效期内(CD 5-2)。管理层对创伤项目的支持,有助于提供充足的资源,使伤者得到最佳的治疗。管理层代表与创伤医疗主任应密切合作,从而建立和维护创伤项目的各个组成部分。管理者的参与有助于确保创伤项目的书面承诺保证与最佳多学科创伤救治组保持一致。

| **表5-1**　医院的承诺保证 |
|---|
| 坚决承诺,××医院董事会(或其他行政管理部门)同意赞同建立＿＿级创伤中心(或申请认证或复审＿＿级创伤中心)。董事会承诺保持为所有创伤患者提供高标准的最佳救治。多学科创伤救治绩效改进项目,有权评价跨学科救治、明确可改进之处,并实施纠正措施。<br>**医务人员的支持**<br>坚决承诺,医务人员或××医院执行委员会(或医务人员的其他管理机构),支持建立＿＿级创伤中心(或支持认证或复审一个级创伤中心)。本声明明确、承诺为创伤患者提供最佳的专业救治。多学科创伤救治绩效改进项目拥有评价跨学科救治、明确可改进之处以及实施纠正措施的权力。<br>**医师联络人承诺**<br>坚决承诺,××联络人和创伤外科医师明确承认和致力于＿＿级创伤中心应达到的标准这包括但不限于具有医师资格、获得认证,继续教育和充分参与绩效改进。多学科创伤救治绩效改进项目拥有评价跨学科救治、明确可改进之处以及实施纠正措施的权力。 |

医院的行政机构应明确单位给予的支持和承诺,并必须包括管理者、创伤医疗主任和创伤项目经理。组织架构应该体现使得创伤项目实现目标的足够的权力。行政支持包括人力资源、教育活动和社区延伸服务以确保辖区内的合作和创伤救治的系统性(参见第 17 章,教育与延伸)。为创伤项目提供充足的资金是该单位的直接责任。

## 医务人员支持

医务人员的承诺,确保所有人员通过职业工作支持创伤项目。该项目支持包含当前有效的书面承诺来确认医务人员愿意提供足够的专业治疗,使受伤患者得到最佳治疗(表 5-1)。这种支持不仅在中心认证时必须有,还必须长期续展认证(每 3 年审核一次)(CD 5-3)。

# 创伤项目

创伤项目必须涉及多学科并超越常规专科层次（CD 5-4）。因为从受伤现场到急性期的治疗，直到患者从康复中心出院的整个最佳治疗链，要求创伤项目在治疗的各个阶段都需要提供合适的专业治疗水准。多学科代表成为一个团队，提供各自合适的技能，基于一个优先治疗计划，同心协力实行治疗。

# 创伤医疗主任

创伤医疗主任是普通外科医师，领导创伤项目的多学科合作。创伤医疗主任必须是有执照的普外科医师（或根据当前的需求，由美国外科理事会认证合格的普外科医师），或作为美国外科医师学会会员的普外科医师，其对于创伤治疗特别感兴趣，且必须响应创伤救治的呼叫（CD 5-5）。创伤医疗主任必须掌握目前的高级创伤生命支持（CD 5-6），而且还必须保持参加院外的与创伤相关的继续医学教育项目（每年 16 小时或 3 年 48 小时）（CD 5-7）（见第 6 章，临床功能：普通外科）。积极参与，并成为地区或国内创伤协会的成员，这对于一级和二级创伤中心的医疗主任是必不可少的，而对于三级和四级创伤中心的主任是可期望达到的（CD 5-8）。一级创伤中心医疗主任被接纳的组织，包括美国创伤外科协会、东部创伤外科协会、美国外科医师学会创伤委员会、西部创伤协会、危重病医学学会以及区域性创伤委员会（包括过去的和现在的区域长官，州 / 省的主席和副主席或国际主席）。美国外科医师学会创伤委员会成员并不等同于国家级的创伤组织成员。二级创伤中心主任，通过积极参与区域性理事会或顾问委员会来符合这一要求。但是美国小儿外科协会的成员并不符合儿童创伤医疗主任的要求。

创伤医疗主任的责任远远不止是外科手术技术，还必须全权管理创伤治疗的各个方面（CD 5-9）。他必须主持和出席至少 50% 的多学科创伤同行评审委员会会议（CD 5-10）。主任要授予待命小组创伤服务特权，与救治管理团队合作来支持创伤患者的救治需求，与创伤团队一起制订治疗方案，协调质量改进和同行评审过程。创伤医疗主任与创伤中心管理者合作，必须有权利纠正创伤治疗上的不足，并开除那些不符合明细规范的创伤团队成员（CD 5-11）。此外，创伤医疗主任根据质量改进和患者安全程序的结果指示，必须对创伤小组以持续专业实践评估和重点专业实践评估的模式进行年度评估（CD5-11）。创伤医疗主任应从神经外科、矫形外科、麻醉科、急诊医学科和其他适当的学科中，确定哪些医师是合适的创伤项目的成员和待命小组成员。在医院管理者和创伤中心管理者的协助下，医疗主任应协调创伤项目的预算。

创伤医疗主任必须有责任和权利以确保符合上述要求，并可能管理不超过一个创伤中心（CD 5-12）。

# 创伤复苏团队

创伤复苏团队由医师、护士和卫生辅助人员组成。团队的大小和组成，可因医院的规模，创伤严重程度，以及创伤团队启动的响应水平而异。对于一个严重创伤患者的高水准反应，团队通常包含：普通外科医师，急诊科医师，手术和急诊住院医师，急诊科护士，化验员，放射技师，重症监护护士，麻醉师或注册麻醉护师，手术室护士，保安人员，牧师和社会工作者，记录员。相反，对于非严重创伤的患者，在普通外科医师到达前，创伤复苏团队通常仅包括一名急诊科医师和急诊室护士们。

在资源有限的医院，创伤团队成员可以由现有的医师、护士及卫生辅助人员组成。其领队应是一名普通外科医师。在小乡镇卫生院里，没有普通外科医师或急诊科医师，指挥者可以是一名初级保健医师、助理医师、执业护士，或能够使患者稳定，并协调患者转运的护士。创伤中心必须明确规定分级启动的标准，最高水平的启动条件包括表 5-2 所列的 6 项标准（CD 5-13）。创伤中心通常有一个分级的创伤启动标准，是基于预先的院前标准。院前的信息通常包括生理的、解剖的、致伤机制以及伴随疾病。如第 3 章中

图 3-1 所概述的分拣决定方案,可以用来指导启动的级别。

在一级和二级创伤中心,最高等级的启动要求完备创伤团队在患者到达的 15min 内做出反应,而且启动标准应该包括生理和某个或若干解剖标准(CD 5-14)。三级和四级创伤中心则要求团队必须在 30min 内完成组合(CD 5-15)。其有限的响应标准可包括一些解剖学标准和高风险的致伤机制。

---

**表 5-2** 完备创伤团队启动的最低标准

- 任何时候成人血压低于 90mmHg,儿童则是该年龄段的低血压
- 颈部、胸部、腹部或四肢近端(临近肘部/膝盖)的枪伤
- 创伤导致的格拉斯哥昏迷评分低于 9 分
- 其他医院转运过来的患者,正在输血维持生命体征者
- 从现场或手术室转运来的气管插管患者
- 呼吸困难或需要紧急开放气道的患者
  - 包括转运过来的气管插管患者,仍然持续呼吸困难者(不包括在其他医院插管,但目前呼吸平稳的患者)
- 其他急诊科医师判断的情况

---

为了满足这一要求,大多数创伤中心都有一个多层次的创伤团队启动草案。尽管用不同的命名法来标明不同的启动水平,其目的是这个水平与"完备"和"有限"启动水平相匹配,详见表 5-3。限定的启动标准,应基于损伤的高风险机制。

---

**表 5-3** 创伤团队分级激活草案的案例

| 完备创伤团队启动标准<br>遭受下列情况之一的伤者 | | | 有限创伤团队启动标准<br>遭受下列情况之一的伤者 |
|---|---|---|---|
| **初步评估:生理学** | | | **致伤机制** |
| 气道 | 通气不充分而插管或辅助通气 | 通气不充分而插管或辅助通气 | • 高处坠落:成人>6m,儿童>3m 或身高的 3 倍 |
| 呼吸 | 呼吸频率小于 10 次/min 或>29 次/min | 任何呼吸功能不全的症状(缺氧、辅助肌肉参与呼吸、呼噜声) | • 抗凝治疗的老人从任何高度跌倒<br>• 下列高风险汽车碰撞 |
| 循环 | SBP<90mmHg | 不正常的征象(毛细血管充盈>2s,血压低于年龄段正常血压) | ■ 机动车乘员舱侵入大于 30cm,其他位置大于 46cm |
| | | 年龄    SBP<60mmHg<br><1 岁<br>1~10 岁   <70+2× 年龄<br>>10 岁   <90mmHg | ■ 部分或完全从汽车内抛出<br>■ 同舱乘客有死亡<br>• 汽车 vs 行人或骑行者,抛出、碾轧或严重撞击(车速>32km/h) |
| 失能 | GCS 运动评分≤5 分,GCS≤13 分 | 意识清醒程度:对疼痛反应或无反应 | • 摩托车事故>32km/h<br>• 高能量耗散或快速减速事故 |
| • 之前稳定的患者出现病情恶化<br>• 需要输血的转运者 | | | ■ 从摩托车,越野车,动物背上等抛出<br>■ 与固定物体相撞<br>■ 冲击或爆炸 |
| **再次评估:解剖学**<br>• 头颈、躯干、四肢近端靠近肘/膝的贯通伤<br>• 开放性和凹陷性颅骨骨折<br>• 瘫痪或疑似脊髓损伤<br>• 连枷胸<br>• 不稳定骨盆骨折<br>• 腕或踝近端的离断伤<br>• 两个或两个以上近端长骨骨折(肱骨或股骨)<br>• 肢体的碾压、脱套或毁损 | | | • 高能电击伤<br>• 烧伤>10% 体表面积(Ⅱ度或Ⅲ度)伴或不伴吸入性损伤<br>• 怀疑低体温、溺水或上吊<br>• 疑似非意外性创伤<br>• EMT 判断钝性的腹部创伤伴有腹肌紧张或腹胀或可见安全带征 |

由创伤项目决定的创伤团队启动的其他潜在标准已经包含在创伤启动的各种级别中,这些标准必须在质量改进和患者安全进程中,被持续不断地评估(CD 5-16),以判断它们的阳性预测价值,进而筛选出需要完备创伤团队资源的患者。这种重要的运行改进方式,应该作为修订创伤启动水平标准的循证依据。

## 分拣与创伤团队启动的链接

对严重创伤患者的初步评估应该开始于急救医疗调度和院前急救系统的启动,然后无缝衔接到急诊室和院内治疗。现场分拣标准、目标协议和创伤团队启动标准应保持一致性。院前施救者根据公认的标准,有权要求创伤团队启动,通常涉及现场生理和解剖上的发现。为了改善分拣不足 / 过度分拣以及基于院前的创伤团队启动的合适性,多学科绩效改进是必不可少的。急诊科医师和创伤外科医师应紧密合作,确保恰当和及时启动创伤团队,以便外科医师可以先于严重创伤患者到达(复苏区域)。那些伤情不需要最高水平启动的患者,应确定预先方案和协调方式。这些患者可能需要会诊或创伤科收入院或其他专业的服务。急诊科医师可以初步评估限定等级的创伤患者,但创伤中心对于需要住院患者的创伤外科评估,必须有一个清晰而明确的反应预期(CD 5-16)。

所有团队成员,包括待命的专家,应根据已建立的原则和指南所规定的,协调他们的干预方法。团队领导应确保每个阶段的治疗都是连续的。在复苏环节,普通外科医师,急诊科医师和麻醉医师可能会同时开展工作。在手术治疗阶段,多个外科专家可以同时工作,确保工作环境有助于正确和及时决策。团队合作是重要的,并延伸到整个治疗的各个方面。

## 创伤服务

创伤服务代表着为受伤患者提供救治的基本结构。它包括必需的人力和其他资源,以确保提供恰当和有效的救治。基于医疗设施的特定需求、现有人员以及资源数量,创伤服务的精确本质会有所不同。在一级或二级创伤中心,重伤患者必须由那些有创伤认证的外科工作人员收入院或进行伤情评估(CD 5-17)。如果创伤项目出现超过 10% 的创伤患者收入非外科部门,则必须按照创伤绩效改进和按患者安全(PIPS)流程审核所有非外科入院患者(CD 5-18)。为了确保治疗的充足供给,必须为创伤服务站提供足够的基础设施和支持(CD 5-19)。为了保证资源充足,基础设施和支持可能需要额外的符合资格的内科医师、住院医师,执业护士,助理医师或其他医务人员。需要治疗的患者数量和病情的复杂性,决定了需要创伤服务的个体的人数和类型。在教学医院,必须满足住院医师审查委员会的要求(CD 5-20)。

在三级创伤中心,伤者可能被收给某个外科医师,但创伤项目结构必须允许创伤主任对这些患者的治疗有监督权(CD 5-17)。如果创伤项目出现超过 10% 的创伤患者收入非外科部门,则必须按照创伤绩效改进和按患者安全流程审核所有非外科入院患者(CD 5-18)。应该有一种方法来鉴别外伤患者,监测医疗健康服务,定期查房,与各医师进行正式和非正式讨论(CD 5-21)。这些活动可以由创伤项目管理者与创伤医疗主任联合实施,举行频率与创伤患者的入院量相对应。在这种模式中,团队成员定期参加创伤委员会会议和参加同行评审活动就显得尤为重要。

## 创伤项目管理者

创伤项目管理者,是创伤项目的发展、实施和评估的根本。除具备管理能力外,管理者还必须展示接受教育的证据以及救治创伤患者的临床经验(CD 5-22)。

在一级和二级创伤中心,创伤项目管理者应积极参与并成为地区或国家创伤组织成员。这包括但不限于以下这些组织：①创伤护理学会；②美国重症护理协会；③急诊护理协会；④东部创伤外科协会（附属会员）；⑤重症医学学会；⑥美国烧伤协会；⑦各种创伤护理专业组织。

创伤项目管理者与医疗主任密切合作，并为医疗主任的工作查漏补缺。这两者之间的建设性和相互支持的关系，对创伤项目的成功是非常重要的。

在一级和二级创伤中心，管理者必须是专职的，并且致力于创伤项目（CD 5-23）。管理者通常是一名注册护士，负责组织和协调多学科治疗创伤患者。管理者需要承担日常的管理责任，针对的是与护理和辅助人员相关的进程和质量改进活动，还要协助医疗主任对医师开展同样的活动。创伤项目中所有行为的最终责任是由创伤医疗主任承担。创伤项目管理者在教育、临床、科研、管理和其他外联活动中的角色，是由医疗主任和机构的需求所决定的。

项目管理者所需的行政和预算支持，取决于项目的规模。秘书和临床护理人员拥有相当的薪资水平，有助于满足外联，质量改进和出院计划的需要。登记处工作人员，伤害预防协调员和创伤护理师应该由管理员负责监督。表 5-4 列出了每个不同等级的创伤中心，关于管理者承诺的预期值。

**表 5-4** 创伤项目管理者承诺

| 等级 | 需要管理者 | 全职和专职 | 单独的儿童管理者或协调员 |
| --- | --- | --- | --- |
| 一级创伤中心 | 是 | 是 | 否 |
| 二级创伤中心 | 是 | 是 * | 否 |
| 三级和四级创伤中心 | 是 | 否 | 否 |
| 儿童一级创伤中心 | 是 | 是 | 否 |
| 儿童二级创伤中心 | 是 | 是 * | 否 |
| 一级创伤中心和一级儿童创伤中心 | 是 | 是 | 是 |
| 一级创伤中心和二级儿科创伤中心 | 是 | 是 | 是 |
| 二级创伤中心和二级儿童创伤中心 | 是 | 是 ** | 否 ** |

* 二级创伤中心的创伤项目管理者最好是全职员工，并且能够充当安全预防协调员的角色

** 二级创伤中心或二级儿童创伤中心的创伤项目管理者或儿童创伤项目管理者由一人担任

该管理者必须展示接受教育的证据，每年至少 16 小时（院内或院外）的创伤相关继续教育以及照顾创伤患者的临床经验（CD 5-24）。应该有一个书面的职位描述，定义足够的权限来完成这项工作，并明确列出个人的责任。资格和活动应包括以下内容：

- 临床活动：贯穿整个创伤治疗的协调管理，包括计划和实施临床方案与实践管理指南，监测院内患者的护理，并作为临床实践的资源。
- 教育责任：为内部和区域性专业人员的发展提供帮助，参与病案回顾，落实实践指南，并指导社区创伤教育和预防。
- 绩效改进：监控与所提供的救治质量相关的临床过程、结果和系统事宜；发展质量筛选、审计和病案回顾，识别趋势和预警事件；在保持机密性的同时，帮助制订改进措施的蓝图。
- 管理：恰当管理创伤项目的运作、人员和财务等方面。担任与行政部门的联络人，并且在各医院和各社区委员会会议上代表创伤系统，以提高和培养最佳的创伤救治水平。
- 监督创伤登记：为了数据的可靠性，要监督数据采集、编码、评分及发展过程。在保护机密性的同时，设计登记表来帮助质量改进活动，趋势报告和研究的实施。
- 顾问和联络：稳定多学科所组成的复杂网络，协同一致的工作，以提供高质量的治疗。作为各部门工

作人员的内部资源和充当与紧急医疗服务机构的联络员。

● 研究：积极参与研究项目和研究结果的分析与分配。帮助设计方案，以保证数据收集、反馈和分析的准确性。创伤救治体系中的社区和国家的参与：在社区、州、省或国家层面，参与创伤救治体系的发展。

## 创伤登记员

创伤登记员是创伤团队中的重要一员。更多详细内容参见第15章，创伤登记。

## 绩效改进支持人员

除了登记员，创伤项目还可以利用其他人员，同时进行数据摘要、分析和报告。如果需要额外的支持，这些人员应当向创伤项目管理员报告。更多内容请参照第16章，绩效改进和患者安全。

## 绩效改进和患者安全计划：多学科创伤同行评审委员会

创伤中心的绩效改进和患者安全计划的实施必须拥有由创伤医疗主任主持的多学科创伤同行评审委员会（CD 5-25）。委员会的具体形式可以是医院特有的，但必须是多学科的，由医院和医务人员，院前人员以及其他体系相关人员组成委员会评估、处理并纠正总体的创伤项目和系统问题。委员会有适当的已确定的进程，包括所有与计划相关的服务，定期会面，考勤，有会议记录，努力纠正整体计划的不足，以不断地优化患者治疗。第16章，绩效改进和患者安全，更详细地介绍了委员会的运作细节。

（高 伟 译）

## 补充阅读

The Committee on Acute Care Surgery of the AAST. The acute care surgery curriculum. *J Trauma*. 2007;62(3):553-556.

Committee to Develop the Reorganized Specialty of Trauma, Surgical Critical Care, and Emergency Surgery. Acute care surgery: trauma, critical care, and emergency surgery. *J Trauma*. 2005;58(3):614-616.

Cornwell EE III, Chang DC, Phillips J, Campbell KA. Enhanced trauma program commitment at a Level I trauma center: effect on the process and outcome of care. *Arch Surg*. 2003;138(8):838-843.

Moore L, Lavoie A, Sirois MJ, et al. A comparison of methods to obtain a composite performance indicator for evaluating clinical processes in trauma care. *J Trauma Acute Care Surg*. 2013;74(5):1344-1350.

Moore L, Lavoie A, Sirois MJ, et al. Evaluating trauma center structural performance: the experience of a Canadian provincial trauma system. *J Emerg Trauma Shock*. 2013;6(1):3-10.

Piontek FA, Coscia R, Marselle CS, Korn RL, Zarling EJ; American College of Surgeons. Impact of American College of Surgeons verification on trauma outcomes. *J Trauma*. 2003;54(6):1041-1046.

Rotondo MF, Esposito TJ, Reilly PM, et al. The position of the Eastern Association for the Surgery of Trauma on the future of trauma surgery. *J Trauma*. 2005;59(1):77-79.

Simons R, Kasic S, Kirkpatrick A, Vertesi L, Phang T, Appleton L. Relative importance of designation and accreditation of trauma centers during evolution of a regional trauma system. *J Trauma*. 2002;52(5):827-833.

Sise CB, Sise MJ, Kelley DM, et al. Resource commitment to improve outcomes and increase value at a level I trauma center. *J Trauma*. 2011;70(3):560-568.

# 第6章　临床功能：普通外科

普通外科医师是创伤医院创伤项目的基础。创伤服务主任必须是一名全面负责创伤救治管理工作的普通外科医师。普通外科医师领导创伤小组，并全面负责创伤患者救治的整个过程，包括与其他专科协调和确保治疗的连续性。普通外科医师不仅要负责创伤患者的评估和诊治，同时还要对团队成员和会诊的意见进行解读和调和，以确保患者得到最佳的治疗（见第5章，医院组织和创伤项目）。

普通外科医师担任复苏团队的组长，参与对严重创伤患者的初始评估和复苏，并指导多发伤患者的治疗。普通外科医师要协同各方面的治疗，包括复苏、手术、重症监护、复原和康复或出院。

急诊外科（创伤外科、急诊普外科、外科重症监护）专业正在发展和进步。美国外科医师学会创伤委员会认为，值创伤外科班的普通外科医师或许也可以为出现紧急外科问题的患者提供救治。鼓励值班的普通外科医师参加这些方面重要的外科救治。值创伤班的普通外科医师对出现紧急情况的患者进行手术治疗，这有助于创伤外科医师维持和提高必需的技能，以便提供高质量的创伤救治。此外，通过对这些重症监护患者进行管理，可以给普通外科医师提供磨炼重症治疗水平的机会。创伤绩效改进项目应该监测外科患者的常规治疗，并确保不会妨碍创伤患者的救治。必须在临床工作量和可利用资源之间找到一个合理的平衡点。

## 资质

对创伤患者进行救治的普通外科医师必须达到相应的要求（如 CD 6-1 所述）。具体要求有四个方面：资质认证、临床参与、绩效改进和患者安全（PIPS）、继续教育。

## 医师资格认证

对所有普通外科医师来说，进行创伤救治的基本要求是经过美国外科委员会、美国骨科协会美国骨科手术委员会或加拿大皇家内科和外科医师学会的认证。按照目前的要求或其他途径，在一级、二级和三级创伤中心（CD 6-2）进行创伤救治的普通外科医师必须经委员会认证或具备美国外科委员会认证资格。

经医学教育认证委员会（ACGME[1]）或正规的加拿大委员会批准的认证资格可能需要几年的审核期才能得到认证许可。如果一名医师在完成 ACGME 或加拿大住院医师计划后的限定时间内没有取得资质，外科医师就没有被纳入创伤小组的资格。当这类外科医师被主要的专业组织（例如美国外科医师学会）认证为委员／成员时，这类外科医师就可以被纳入创伤小组。

在一级、二级或三级创伤中心中未经过医师资格考试认证的外科医师的权益标准（CD 6-3）在美国或加拿大以外地方接受培训的普通外科医师可通过其他权宜途径流程参与创伤救治临床工作。目前普通外科医师认证的权宜替代方案标准请查阅 www.facs.org/quality-programs/trauma/vrc/resources.

## 临床参与

在一个以创伤救治为使命的医院里，应该要明确哪些是具有创伤救治专科能力的外科医师。具有资

---

1　译者注：Accreditation Council for Graduate Medical Education，因美国进入医学院校需要完成4年大学本科教育（预科），所以美国的医学教育都称为"研究生"教育，但实质上对应我国的本科医学教育完成的内容。

格的外科医师应该常规参与创伤患者的救治工作。参与创伤救治规范、创伤小组、创伤值班名册以及外科查房等各种组织工作为创伤患者提供优质救治这一使命的完成提供了明确的指标。对于创伤外科医师来说，保持手术技能是非常重要的。创伤外科医师在普通外科中必须具有特权（CD 6-4）。普通外科医师应该参与择期和急诊手术来维持手术技能。

在一级和二级创伤中心，值班创伤外科医师在值班时只能服务于一家创伤中心（CD 6-5）。此外，创伤外科必须具有公开的备用值班呼叫计划表（CD 6-6）。

对于一级、二级和三级创伤中心来说，创伤外科医师预期在患者到达急诊科时已经到达急诊科，并获得足够来自现场的信息。对于一级和二级创伤中心来说，可接受的最长反应时间是15min；而三级和四级创伤中心可接受的最长反应时间是30min。反应时间的记录起始时间是患者到达的时间点，而不是得到通知或创伤小组启动的时间点。最高级别的创伤小组启动必须满足创伤专科医师到场率达到80%的最低出勤率阈值（CD 2-8）。可接受的创伤小组启动标准的实例可见第5章，医院组织和创伤项目，表2和表3。在一级、二级和三级的创伤中心，创伤专科医师预期参与所有的手术。书面记录创伤专科医师的参与这种机制是必不可少的（CD 6-7）。

## 绩效改进和患者安全

在一级、二级和三级创伤中心，必须具备一个由创伤医疗主任主持（CD 5-25），普通外科代表（CD 6-8）以及来自骨科（CD 9-16）、急诊科（CD 7-11）、ICU（CD 11-62）和麻醉科（CD 11-13）的联络人组成的多学科创伤同行专家评议委员会；对于一级和二级创伤中心来说，还要求来自神经外科（CD 8-13）和放射学科（CD 11-39）的代表。此委员会的目的是通过回顾特定的死亡病例、并发症和预警事件以达到识别问题和反应的适当性，从而实现提升创伤救治水平的目的。

因为普通外科医师是创伤项目中创伤救治的基础，普通外科医师参与多学科创伤同行专家评议委员会是必不可少的。普通外科医师团队的每一名成员必须参加至少50%的多学科创伤同行专家评议委员会的会议（CD 6-8）。

## 继续教育

创伤小组的所有普通外科医师必须做到至少成功地完成一次高级创伤生命支持（ATLS）课程（CD 6-9）。理想的是积极参与ATLS的授课工作，这应该被鼓励。

创伤小组的所有成员都了解创伤救治的最新动态是很重要的。在一级和二级创伤中心，参加外单位的继续教育（CME）被推荐作为保持"新鲜"的方法。创伤医疗主任必须平均每年增加16小时或3年增加48小时外单位认证的创伤相关继续教育（CD 5-7）。访问教授或者受邀演讲者的课程被认为是外部教育。

同样重要的是，其他需要值创伤班的普通外科医师也要充分了解创伤救治的当前知识。在一级和二级创伤中心，必须达到每年16小时的继续教育时间，或参加单位内部由创伤项目组织的以实践学习和PIPS项目（CD 6-10）的原则为基础的继续教育培训。

单位内部继续医学教育（CME）的例子包括：参与工作、案例学习、教育会议、大查房、院内创伤论坛，在内部刊物发表的从当地会议获取的信息或者个人分享的最近对某创伤中心参观学习的见解（通过科学的分析）。内部教育培训（IEP）至少每季度要进行一次展示和讨论。理想的是利用案例学习，通过PIPS的方式来明确问题并以合适的方式传递给每一位创伤小组人员。这些内容应该书面记录在绩效改进的过程中。参加IEP的时间等同于每年16小时的继续教育时间。

（朱长举 译）

## 补充阅读

American Board of Surgery Website. Available at: www.absurgery.org. Published September 11, 1996.

Committee on Acute Care Surgery of the AAST. The acute care surgery curriculum. *J Trauma*. 2007;62(3):553-556.

Committee to Develop the Reorganized Specialty of Trauma, Surgical Critical Care, and Emergency Surgery. Acute care surgery: trauma, critical care, and emergency surgery. *J Trauma*. 2005;58(3):614-616.

Kashuk JL, Klein Y, Bacchus H, Kluger YS. Acute care surgery: what's in a name? A new specialty comes of age. *Isr Med Assoc J*. 2013;15(4):147-151.

Pryor JP, Reilly PM, Schwab CW, et al. Integrating emergency general surgery with a trauma service: impact on the care of injured patients. *J Trauma*. 2004;57:467-473.

Rhodes RS. Maintenance of certification. *Am Surg*. 2007;73(2):143-147.

Shafi S, Aboutanos MB, Agarwal S Jr, et al. Emergency general surgery: definition and estimated burden of disease. *J Trauma Acute Care Surg*. 2013;74(4):1092-1097.

# 第7章  临床功能：急诊医学

急诊医学和是创伤体系和创伤小组的重要组成部分。病人的最佳救治，要求创伤外科医师和急诊医师之间具有良好的工作关系，在救治严重创伤和低危创伤患者时，能明确界定各自的职责范围。这些职责和能力因医院而异。急诊医师和创伤外科医师应该参与制定院前创伤方案、包括现场患者的分拣和院内的创伤救治方案。许多因素决定了创伤患者救治的能力，包括敬业程度、经验、继续教育、持续的资格认证和当前的执业证书。

## 分级救治

一级、二级和三级创伤中心的急诊科必须有一名指定的急诊科主任，并具有一定数量的医师进行协助，以确保对创伤患者立刻展开救治（CD 7-1）。负责急诊科外科方面的外科医师可被指派担任急诊科主任的角色。一级和二级创伤中心必须一直有急诊医师在岗（CD 7-2）。少数情况，如三级创伤中心，必要时医师可以短时间离开急诊室以处理院内紧急情况。绩效改进和患者安全项目必须审查此类情况及其频率，以确保这种做法不会对急诊室的患者的救治产生不利影响（CD 7-3）。在承担急诊医学住院医师培训项目的医疗机构，每天24小时必须有本院急诊科主治医师进行督导（CD 7-4）。

从急诊医疗调度和院前救治系统就应该开始对严重创伤患者进行初次评估和判断，并且急诊科与院内应实现无缝衔接。急诊医师和创伤外科医师应该密切合作，确保创伤小组恰当而及时的启动，使得外科医师可以在严重创伤患者到达急诊科之前便到场。一旦患者到达，应执行急诊医疗服务的"暂停核查"（time-out），以保证准确交接患者信息。创伤外科医师到达急诊科之前，由急诊医师开始初始评估和处置。诊断和复苏可以同时进行，尤其是在教学医院。创伤科的主任必须明确规定、认同并批准相应的角色和职责（CD 7-5）。

在农村地区的医院，急诊科的覆盖范围因辖区资源而异。理论上，应指定一名医师为急诊科主任。建议实施创伤救治的医师需要接受高级创伤生命支持（ATLS®）培训。建议那些小医院与大的医疗机构建立联系，以便其辖区内的创伤救治体系获得帮助和支持。为了促进这种支撑，美国外科医师学会创伤委员会·农村创伤医学分会已经设立了农村创伤团队建设课程（Rural Trauma Team Development Course©，RTTDC©），其目的旨在帮助小医院和乡村医院最大限度地利用现有医疗资源来发展创伤团队以及帮助协调严重创伤的应急响应。该课程以团队建设为基础，确定辖区内所有资源的特定角色与责任。在小的机构中，院前急救人员和非临床人员将发挥特别作用。提供RTTDC©课程时区域性创伤中心的延伸和教育任务的一部分。区域性创伤中心人员进行培训有助于建立信任和增加了解，并增进沟通，从而使得为超出较小医院处置能力的创伤患者提供的院间转运过程更顺畅和更及时。（更多信息参见第13章农村创伤救治。）

## 资质

负责进行急诊救治的医师需要满足一定的要求。这些要求分为三类：目前的医师资格认证，临床工作和教育。遵从这些要求是创伤外科主任和急诊科主任的责任。

## 第7章

临床功能：急诊医学

## 医师资格考试

从事创伤救治医师的基本资质是具有美国医学专业委员会，美国骨科协会或加拿大皇家医学院的执业认证。在一、二、三级创伤中心的急诊科执业并对创伤患者实施救治的急诊医师必须获得根据现有要求或其他条件进行认证的急诊医学专科资质。

在完成毕业后医学教育委员会（ACGME）、美国骨科协会骨科手术委员会或合格的加拿大认证的住院医师培训后，创伤救治的资质还需要花费几年的时间认证。在顺利完成美国或加拿大住院医师培训后，如果在规定时间范围内没能获得认证，则该医师就不能成为创伤小组的成员。如果医师能获得主要专业组织承认为专科医师（如美国急诊医师协会），则可作为创伤小组成员。

## 适用于一、二、三级创伤中心未经资格认证的急诊医师的替代标准（CD 6-3）

在美国或加拿大以外地区接受过培训的急诊医师，可经由其他替代程序具备参与创伤项目的资格。目前关于急诊医师认证的替代途径标准请详见 www.facs.org/quality-programs/trauma/vrc/resources。

## 临床工作

参与值班的急诊科医师必须常规参与创伤患者的救治（CD 7-7）。参与创伤方案的制定、同行评审会议以及创伤复苏是体现创伤患者救治水平的明确指标。

## 绩效改进与患者安全

持续绩效改进与患者安全（PIPS）是创伤项目重要的组成部分。急诊科应执行其本身的 PIPS 项目。作为本项目的一个组成部分，急诊科应回顾其救治的病例，并制订持续评估救治的流程。在各级救治中必须同时核查之前明确存在的问题。报告应提交给创伤项目的 PIPS 主任审查（见第 16 章，绩效改进和患者安全）。急诊科的代表必须参与到院前 PIPS 项目中（CD 7-8）。指派的急诊科联络人必须就急诊科出现的 PIPS 问题向创伤主任提供相关信息（CD 7-9）。作为创伤 PIPS 项目的一部分，指派的急诊医师联络人应负责整个急诊科的审查、批评以及急诊科收治患者的死亡讨论。同样的，当外科医师对创伤患者回顾时，急诊医师也应该参与。急诊科医师必须积极参与到总体创伤 PIPS 项目和多学科创伤同行评审委员会中（CD 7-10）。多学科创伤审查委员会的急诊医学联络人必须至少出席 50% 的委员会会议（CD 7-11）。

## 继续教育

创伤小组的所有成员熟悉当前创伤救治的进展是非常重要的。院外继续医学教育是保持先进的推荐方法。在一级和二级创伤中心，急诊医学联络人必须获得平均每年 16 小时或者三年累计 48 小时的创伤相关的院外继续医学教育（CD 7-12）。访问教授或特邀演讲者讲授的课程可认为是院外教育。此外，重要的是，其他参加创伤小组的急诊医师同样要求需要熟悉当前创伤救治的知识。书面记录每年平均参加 16 小时的创伤相关院外继续医学教育或参加了基于实践学习原理和 PIPS 项目的创伤项目院内教育可以满足这一要求（CD 7-13）。

内部继续医学教育包括：本院病例学习，教学会议，大查房，院内创伤研讨会，以及在内部刊物发表从地方会议或个人最近参加创伤中心审查所获得的信息（通过训练有素的分析获得）。院内继续教育包括至少每季度一次的汇报和讨论。理想情况下，这将是基于个案的学习，通过在实施 PIPS 项目过程明确问题，并以合适的形式推及创伤小组。这些汇报均应记录在绩效改进的过程中。获得的院内继续医学教育的总课时应等效于每年 16 小时的院外继续医学教育。

## ATLS 状态

成功完成并具有 ATLS 认证是参与创伤患者初始评估和复苏的急诊科医师的最佳标准。在一、二、三级创伤中心，所有具有医师资格的急诊科医师或其他由急诊医学委员会根据现有的要求完成相应认证的医师必须至少成功完成一次 ATLS 培训（CD 7-14）。非急诊医学认证的医生在急诊科对创伤患者进行处置时，必须具备在认证期内的 ATLS 认证（CD 7-15）。

（沈 印 译）

## 补充阅读

Carter AJ, Davis KA, Evans LV, Cone DC. Information loss in emergency medical services handover of trauma patients. *Prehosp Emerg Care*. 2009;13(3):280-285.

Gerardo CJ, Glickman SW, Vaslef SN, Chandra A, Pietrobon R, Cairns CB. The rapid impact on mortality rates of a dedicated care team including trauma and emergency physicians at an academic medical center. *J Emerg Med*. 2011;40(5):586-591.

Grossman MD, Portner M, Hoey BA, Stehly CD, Schwab CW, Stoltzfus J. Emergency traumatologists as partners in trauma care: the future is now. *J Am Coll Surg*. 2009;208(4):503-509.

Institute of Medicine. *Hospital-Based Emergency Care: At the Breaking Point*. Washington, DC: National Academies Press; 2006.

Jones JH, Smith-Coggins R, Meredith JM, Korte RC, Reisdorff EJ, Russ CM. Lifelong learning and self-assessment is relevant to emergency physicians. *J Emerg Med*. 2013;45(6):935-941.

Lubbert PH, Kaasschieter EG, Hoorntje LE, Leenen LP. Video registration of trauma team performance in the emergency department: the results of a 2-year analysis in a Level 1 trauma center. *J Trauma*. 2009;67(6):1412-1420.

Mohan D, Barnato AE, Rosengart MR, et al. Trauma triage in the emergency departments of nontrauma centers: an analysis of individual physician caseload on triage patterns. *J Trauma Acute Care Surg*. 2013;74(6):1541-1547.

Sarcevic A, Marsic I, Waterhouse LJ, Stockwell DC, Burd RS. Leadership structures in emergency care settings: a study of two trauma centers. *Int J Med Inform*. 2011;80(4):227-238.

# 第8章 临床功能:神经外科

神经创伤是一个严重的公共健康问题。创伤性脑损伤(traumatic brain injury, TBI)约占急性创伤死亡总数的 40%。TBI 每年的发生率高达 150 人 /10 万人,这导致超过 50 万的住院人数以及超过 17.5 万人严重残疾和死亡。脊髓损伤每年的发生率约为 40 人 /100 万人,其中,超过 50% 的患者留下严重的神经系统相关后遗症。

在过去的三十年间,随着对继发性损伤机制理解的更加深入,创伤性脑损伤患者的死亡率大幅下降。近期的多中心临床试验数据表明,TBI 的死亡率已经低至 17%。已经从临床和实验研究得出的一个核心概念:不是所有的神经损伤都发生在受伤当时,而是在随后的几小时或几天内都可能发生。据显示,继发性神经损伤可以通过对患者快速的、仔细的管理而得到改善或阻止,这些管理细节包括:避免缺氧和低血压、及时清除颅内占位性病变和治疗升高的颅内压。这些干预措施应在受伤后尽快开始。根据已发表的神经创伤相关指南的要求,神经外科医师应该及时服从调配并给予患者相关治疗,这些指南包括:创伤性脑损伤的管理指南;创伤性脑损伤的外科治疗指南;开放性颅脑损伤的治疗指南;婴儿、儿童和青少年重型颅脑损伤的紧急治疗指南;以及颈椎和脊髓损伤的治疗指南。

## 组织

神经外科医师的积极参与对创伤体系的建立和完成以及创伤中心的建立是至关重要的。在创伤中心认证过程中,早期应该慎重考虑神经外科医师的实际利用度。不是每一个期望通过创伤中心认证的单位都有足够的神经外科资源,来治疗神经创伤患者。适当的体系建设要求神经外科医师独立或者通过有组织的国家协会真实地评估他们的可用性、资源和承诺。他们应该提供适当的建议,并提供在特定社区或者特定区域创伤体系中有多少创伤中心能够得到神经外科医师的充分支持。

## 神经外科医师资源的充足性

在理想情况下,神经创伤的救治应由经验丰富的、专门从事神经创伤专业的神经外科医师组织和完成。如果这个外科医师不是神经外科主任,那么必须要指定一个神经外科医师作为联络员(CD 8-1)(表 8-1)。根据相关机构具体标准(CD 8-2),创伤性脑损伤(TBI)和脊髓损伤患者必须能够稳定持续地得到神经创伤专业治疗,这种治疗必须在 30min 内启动并做出反应。可以接受单位授权神经外科医师和骨科医师治疗脊椎损伤患者或者共同承担治疗任务。创伤中心必须提供可靠的神经创伤治疗值班时间表以及应急预案,以防神经创伤救治任务超过神经外科医师、医院或体系的救治能力(CD 8-3)。一个成文的神经外科医师备班表是满足这一需求的最好方法。然而,由于神经外科医师在许多医院和地区显著短缺,也可使用其他方法,以确保及时和有效的治疗。例如,在配备认可的神经外科住院医师培训的创伤中心内,毕业后四年的神经外科医师或者高年资神经外科住院医师也可作为备班医师。中心必须制订成熟的神经创伤患者转运预案,以防实在没有神经外科医师(CD 8-4)。

一个详尽的神经创伤患者转运预案必须包括以下内容:
- 神经外科建议指导 / 协作转运的急诊医疗服务。
- 用绩效改进 / 患者安全(PIPS)程序来彻底审查每个实例。

- 通过 PIPS 程序对该过程的有效性进行监测。

神经创伤救治过程中，当神经外科医师无法到位时，必须立即实施一个正式的出版的应急计划（CD 8-5）。应急计划必须包括以下内容：

- 给创伤外科医师提供初步评估和稳定神经创伤患者的资格鉴定程序。
- 与类似的或更高级别认证的创伤中心签订转运协议。
- 直接与接收机构联系，安排快速转运或持续监测支持。
- 通过 PIPS 程序对该过程的有效性进行监测。

如果一个神经外科医师在限定的地区内服务于两个中心，那么必须发布一个备用计划（CD 8-6）。此外，该绩效改进过程必须证明能提供适当和及时的救治（CD 8-6）。

对于三级创伤中心或乡村中心，创伤外科医师可以通过神经外科联络在认可的Ⅰ级或Ⅱ级中心接受培训，培训相关神经创伤患者的初步评估、CT 影像的判读、脑损伤复苏，并定期接受认证。在这种情况下，创伤外科医师必须能够管理神经创伤患者直到神经外科能够提供救治，或者直到患者足够稳定可以转运到另一个中心，那里可接受神经外科的治疗。

急诊科对于神经创伤的救治应该由创伤计划予以明确界定。三级创伤中心一般仅有少数或没有设置神经外科。三级创伤中心必须有一个创伤医疗主任同意的计划，来确定哪些神经创伤患者可以继续留院观察，以及哪些应该被转运（CD 8-7）。一个有神经外科医师的三级创伤中心，可以选择留观不太严重的 TBI 患者。在三级创伤中心的神经外科医师也可以决定是否有必要在把患者转移到更高级别的创伤中心之前迅速地去除即将出现脑疝的硬膜外血肿。在一般情况下，所有需要颅内压监测和明显的创伤性脑损伤患者应该转运到更高级别的创伤中心。转运协议必须有合适的Ⅰ级和Ⅱ级创伤中心（CD 8-8）。在所有情况下，无论患者是否被接受或者转运，都必须得到及时和恰当的救治，并由绩效改进患者安全（PIPS）程序进行监测（CD 8-9）。

**表 8-1** 一级、二级、三级创伤中心神经外科预期的配备说明

| 神经外科的职能与责任 | | | | | |
|---|---|---|---|---|---|
| 创伤中心 | 神经外科联络人 | 神经外科医师 | 急诊覆盖 | 初步评估 | 备用 |
| 一级 | 神经外科委员会认证 | 神经外科委员会认证或满足替代途径 | 每天 24 小时都可以随时就诊 | 神经外科医师，高年资神经外科住院医师，创伤外科医师，急诊科医师，中级医护人员 | 神经外科医师，高年资神经外科住院医师或转运协议 |
| 二级 | 神经外科委员会认证 | 神经外科委员会认证或满足替代途径 | 每天 24 小时都可以随时就诊 | 神经外科医师，高年资神经外科住院医师，创伤外科医师，急诊科医师，中级医护人员 | 神经外科医师，高年资神经外科住院医师或转运协议 |
| 三级 | 不要求：如果提供神经外科治疗需要神经外科委员会认证 | 不要求：如果提供神经外科治疗需要神经外科委员会认证或满足替代途径 | 不要求 | 创伤外科医师，急诊科医师，中级医护人员 | 转运协议 |

## 神经外科医师委员会特定资格认证

对于任何外科医师创伤救治基本资格的认证，是由通过美国医学专科委员会、美国骨科协会、美国骨外科委员会或相关加拿大委员会认可的外科专业认证。神经外科医师可接受的认证委员会包括美国神经

外科委员会、美国骨科协会和加拿大内外科医师皇家学院。根据当前的要求或替代途径，获得一个合适的神经外科委员会的认证对于在一级、二级、三级创伤中心接受神经创伤患者呼叫的神经外科医师来说是必不可少的（CD 8-10）。

住院医师通过毕业医学教育评审委员会（ACGME）或加拿大相关委员会认证可能需要数年时间。如果一个神经外科医师通过毕业医学教育评审委员会（ACGME）或加拿大相关委员会实习期后，没有在认证委员会规定时间范围内通过认证，那么他没有资格列入创伤团队。当这样的神经外科医师被一个主要的专业组织（如美国外科医师学会）纳入为委员／成员时，就可以加入创伤团队。

## 一级、二级、三级创伤中心中非委员会认证的神经外科医师替代标准（CD 6-3）

曾在美国或加拿大以外的国家经过训练的神经外科医师可能有资格通过替代途径来参与创伤计划。对于当前神经外科认可的替代途径标准的描述，请参阅 www.facs.org/quality-programs/trauma/vrc/resources。

## 临床参与

合格的神经外科医师应定期参与头部和脊髓损伤的患者的救治，且必须由具备综合神经外科权限的医院提供证明（CD 8-11）。在致力于创伤救治的医院，应该认定专门从事创伤的神经外科医师。参与创伤流程、创伤团队、创伤电话名册，创伤系统和创伤查房的组织，致力于保证优质的创伤患者救治。

## 绩效改进和患者安全

神经外科医师应定期参加例会（至少每季度一次），其中应该包括在多学科创伤救治 PIPS 程序支持下的神经创伤特殊的 PIPS 程序。神经外科小组应该联合创伤团队制定和定期更新对神经创伤患者的救治流程，特别是需要多学科救治的患者。例如应该包括安放颅内压监护仪的时机、颅内压增高的管理、手术干预的时机以及遵循当前的颅脑创伤救治基础指南。

神经外科服务必须积极参与整个创伤救治 PIPS 程序（CD 8-12）。在多学科创伤同行评审委员会的神经外科联络人必须至少参加 50% 的委员会会议（CD 8-13）。有任何急诊神经外科病例的三级创伤中心，必须有参与创伤多学科同行评审委员会的神经外科（CD 8-13）。此外，神经外科创伤救治方案应回顾自己的病例，并且制定持续的评估救治流程。各级救治中心应对先前发现的问题同时开展审查。报告应提交给创伤 PIPS 程序进行审查（见第 16 章，绩效改进和患者安全）。

## 继续教育

重要的是，创伤团队的所有成员必须熟悉目前创伤救治的方法。院外的继续医学教育（CME）是保持不落后的推荐方法。神经外科联络员必须累计平均每年 16 小时或 3 年内 48 小时可核查的创伤相关的院外继续医学教育（CME）（CD 8-14）。访问教授或特邀讲者的课程也是一种院外教育。此外，其他神经外科医师熟悉当前创伤患者的救治是很重要的。这一要求可以通过如下得到满足：平均每年 16 小时创伤 CME，或参与由创伤项目和基于实践学习和 PIPS 原则的神经外科联络员进行的院内教育过程（IEP）（CD 8-15）。

院内 CME 的例子包括：基于在院病例的学习，教育会议，大查房，院内创伤研讨会，从本地会议或个人最近参与（通过训练有素的分析）审查创伤中心获得的内部刊物中所传播的信息。IEP 应包括每季度至少一次的演讲和讨论。理想状态下，这样的教育是基于病例的学习，通过创伤 PIPS 过程来识别问题，并向创伤团队进行适当的传播。这些报告应记录在绩效改进的过程中。IEP 的总课时应等同于 CME 每年16 小时的课程。

　　创伤团队的所有成员必须了解神经创伤救治的现行做法和神经创伤救治的最好证据，包括头部，脊柱 / 脊髓和周围神经损伤。强烈建议所有创伤中心遵循颅脑创伤基础指南中推荐的内容，如成人和儿童头部损伤、院前管理、手术管理、穿透伤、急性脊柱和脊髓损伤的处理。

（徐　峰　译）

## 补充阅读

Adelson PD, Bratton SL, Carnery NA, et al. Guidelines for the acute medical management of severe traumatic brain injury in infants, children, and adolescents. *Pediatr Crit Care Med.* 2012;1(suppl 1).51-82.

Brain Trauma Foundation. Guidelines for the management of severe traumatic brain injury, 3rd ed. *J Neurotrauma.* 2007;24(suppl 1):S1-S106.

Brain Trauma Foundation Guidelines for the surgical management of severe traumatic brain injury. *Neurosurgery.* 2006. 58(suppl 3).51-60

Pearson WS, Ovalle F Jr, Faul M, Sasser SM. A review of traumatic brain injury trauma center visits meeting physiologic criteria from the American College of Surgeons Committee on Trauma/Centers for Disease Control and Prevention field triage guidelines. *Prehosp Emerg Care.* 2012;16(3):323-328.

# 第9章 临床功能：骨科

在住院的创伤患者中，有超过 50% 的患者有一处或多处肌肉骨骼系统的损伤，这些损伤可能是致命的，可能需要截肢或者可能导致严重的功能障碍。据估计，美国每年有 20 万名青少年和年龄小于 65 岁的成年人因下肢骨折住院治疗。这类损伤是该年龄组所有创伤入院的主要原因。

伴有较轻软组织损伤的简单骨折患者，在任何装备精良的医院里，都会得到骨科医师提供的高质量治疗。多处骨折、合并多发伤的骨折、复杂骨折（包括骨盆、髋臼、关节内、脊柱骨折）和重度软组织损伤的患者，最好选择在一级或二级创伤中心进行肌肉骨骼的创伤治疗。

创伤的范围越复杂，决策过程就越重要。例如，迅速稳定近端长骨骨折和脊柱骨折可以减少炎症介质的产生、儿茶酚胺释放、镇痛的要求，减少致残率和医疗费用。根据对患者的生理功能的干扰、解剖损伤、对复苏的反应进行分类来制订适当的骨折处置计划是很重要的。例如，一个合并大出血和潜在的腹腔出血的不稳定性骨盆骨折患者，需要许多专业快速和相互配合协调的会诊。治疗团队决定开腹手术、血管造影术还是脊柱和长骨骨折的固定等的先后顺序。这些患者在具有关键的资源和流程的一级或二级创伤中心内，由经验丰富的人员进行管理，将得到最好的救治。肌肉骨骼创伤的修复通常需要一个长期的恢复阶段，因为软组织损伤和骨损伤的愈合时间很长。早期建立并持续地进行生理、心理和职业康复将使功能性和生理性的预后最大限度地恢复。

## 肌肉骨骼系统创伤

### 患者类型

由于对资源使用有不同的需求和影响，肌肉骨骼损伤患者可被分为 3 种明显不同的类型。第一种类型是不合并其他骨折或潜在损伤的单独的、闭合的、单纯的肌肉骨骼损伤的患者。急诊科医师恰当地进行急性损伤评估，及时转诊给骨科专家。手术干预是在择期的基础上决定的，创伤团队的参与不是必须的。

第二种类型肌肉骨骼损伤患者存在主要长骨和关节的多发骨折，或潜在的重大损伤。由于有潜在漏诊危及生命的伤害，这些患者需要由创伤小组进行评估。在复苏后，排除潜在的损伤和 / 或早期进行积极的骨折固定的禁忌证，骨科可以在术后承担起患者的外科救治任务。

肌肉骨骼损伤的第三类患者有主要长骨、关节等多发骨折和 / 或合并脊柱损伤或其他损伤。这些是多处骨折患者。这类患者需要由创伤团队做出恰当的决策。因此，损伤处理的优先权可根据骨折治疗的标准随之改变。这些患者通常需要在一级或二级创伤中心才有的资源。

## 骨科手术团队成员

骨科医师对创伤小组的责任始于对急诊科患者的初步评估。与创伤团队领导一起，值班骨科医师负责制订和协调所有躯干和四肢肌肉骨骼损伤的管理策略，包括确定患者的负重和活动状态以确保整体救治目标没有被遗忘。在急诊治疗阶段后，骨科医师经常被委派负责康复、协调转移、请求康复医疗中心会诊，并为骨折相关问题提供长期随访。

## 联合团队成员

最佳的肌肉骨骼救治要求骨科医师得到一组有经验的人员的支持和帮助，以协助完成诸如牵引、石膏固定、日常患者管理、手术、康复和文书工作等。受过良好训练的放射技师和手术室工作人员对有效的肌肉骨骼创伤系统的顺利运转非常重要。由于他们在肌肉骨骼创伤的急性和康复阶段的技能和训练，物理和职业治疗师和康复专家在一级和二级创伤中心是必不可少的（CD 9-1）。社会工作者和出院规划人员有助于将救治从急诊救治的环境转移到家庭或确定性复原恢复环境。

## 设施

现代手术肌肉骨骼损伤的救治取决于三个协同资源的合作：训练有素的工作人员、设备精良的医院和随时可用的手术室。手术室必须迅速可以准备好以便进行肌肉骨骼损伤的紧急手术，如开放性骨折清创和稳定，外固定架放置和筋膜间室综合征减压（CD 9-2）。然而，大部分骨折手术可以限期或择期手术。有必要为在下班时间的不需要急诊手术的，仅限期或择期手术的骨骼肌肉损伤及时提供手术室。包括分配足够的手术室时间，以便及时完成骨科创伤手术。

功能性的骨创伤手术需要手术室和工作人员排班的灵活性。在一级和二级创伤中心，必须建立一个系统保证肌肉骨骼创伤病例能有计划地安排，而不是在可能与更紧急的手术或其他择期手术存在冲突时被无故拖延和不安排（CD 9-3）。在每一个创伤中心都可能需要单独解决这种潜在的调度问题。在创伤患者数量要求每天手术室都可用的创伤中心，理想的是骨科有专用的手术室，能保证随时开始手术，以便有效地处理这些病例。需要对这些解决方案进行监控，以确定有效地利用时间。

## 在创伤中心肌肉骨骼的创伤救治

骨科医师应参加与医疗工作有关的活动，特别是与机构能力增强和着眼于系统性评估和管理常见创伤的机构内的规范制定相关的工作。最低限度的值班经验可确保骨科医师在骨科创伤评估和管理方面的技能。一级、二级和三级创伤中心必须有一名骨科医师被确定为创伤计划的联络人（CD 9-4）。骨科医师应该被包括在创伤项目的最初计划中，并应持续保持在创伤项目中的组织工作。

## 一级和二级创伤中心

在一级创伤中心、骨科救治必须由获得创伤骨科协会（OTA）认证的创伤骨科学专科医师资格的人员来监督（CD 9-5）。在一级儿童创伤中心中正式的转院协议可实现该要求的规定，该协议特别的规定了哪些病例需要被转运至更高一级的骨科来负责，并确保这类所有的转院（或潜在的转院）病例将被纳入作为绩效改进过程的一部分进行审核（CD 9-5）。在二级创伤中心，肌肉骨骼创伤患者救治应由具备丰富经验并致力于创伤患者骨科救治的骨科医师来负责。骨科团队与创伤服务协调配合，对肌肉骨骼损伤患者进行统一的管理。骨科组长应该作为创伤项目的联络人，或者指定另一个合格的骨科医师来担任这个角色。

在创伤医疗主任的主持下，骨科联络员应以下列方式指导骨科创伤的救治：①编制一份参加值班的外科医师必须具有的条件，并确保所有参与的外科医师符合这些标准；②与护理管理共同协作，支持骨科创伤患者的护理需求；③建立骨科治疗规范；④确保骨科参与创伤项目的绩效改进和患者安全（PIPS）目标；⑤编排骨创伤的值班表；⑥协调与肌肉骨骼损伤患者的院内沟通和有效救治；⑦必要时履行其他职责。医院患者数量和对专科的整体定位决定了是否需要专业培训程度更高的外科医师。

骨科团队成员必须有专门值班呼叫系统或有用的备份呼叫系统（CD 9-6）。根据医院的具体标准，外科创伤小组组长发出对多发伤患者进行会诊的要求后 30min 内（CD 9-7），骨科值班医师必须出现在创伤复苏区。绩效改进过程必须确保救治是及时和适当的（CD 9-8）。只要外科创伤组长认可，第四年或更高年资的骨科住院医师或骨科创伤专科医师可作为临时会诊医师。如果值班的骨科医师不能及时到达，必须有一名后备值班骨科医师能够及时到达（CD 9-9）。此任务由骨创伤联络人担任，且该系统的设计是骨科创伤联络的责任，但必须由创伤项目主任（CD 9-10）批准。创伤中心必须为现代肌肉骨骼创伤救治提供一切必要的资源，包括仪器、设备和人员，以及随时可用的肌肉骨骼创伤手术室（CD 2-3）。提供一个容易使用的手术室最好的方法是专门安排一个骨科手术室。可以记录足够的可用于手术的时间来接纳这些病例。

## 三级创伤中心

三级创伤中心专门致力于骨创伤救治的人员和资源明显匮乏，但也必须有一个 24 小时值班的骨科医师（CD 9-11）。在设有骨科医师的三级创伤中心机构，应该能及时提供主要长骨骨折的救治，但对关节骨折的救治应该只能在具备条件时才能进行。三级机构的骨科医护人员应该对其能力有实际的认识，同时与更高一级机构建立工作联系和转院指南。如果骨科医师在值班时不仅仅为一家机构工作，那么需要同时公布备用值班表（CD 9-12）。绩效改进和患者安全（PIPS）项目程序必须审查转院或留院的决定是否适当（CD 9-13）。

## 绩效改进

骨科团队应定期举行会议（至少每季一次），骨科专门的 PIPS 审查，这可能包括在多学科创伤绩效改进和患者安全项目（PIPS）计划的架构下。联合创伤团队，骨科团队应建立、推广、并定期更新治疗严重肌肉骨骼损伤患者的书面治疗规范，特别是需要多个专科救治的患者。比如开放性骨折患者、合并神经系统和血管损伤的骨折患者，合并骨盆环不稳定和／或长骨骨折的多系统损伤患者。

在一级和二级创伤中心必须有以下规范：①应该在本机构救治还是转院治疗的骨盆和髋臼骨折的类型和严重程度；②治疗多发伤患者长骨骨折的时机和顺序；③开放性骨折的冲洗时间。这些规范必须作为 PIPS 目标的一部分（CD 9-14）。

骨科救治必须积极参与整体创伤 PIPS 目标计划和多学科创伤同行评审委员会（CD 9-15）。创伤骨科项目的骨科联络员必须参加至少 50% 的多学科创伤同行评审委员会会议（CD 9-16）。

## 康复

康复的目的是把创伤患者的功能最大程度的恢复，使其能够返回社会。建立对患者实施紧急救治的外科医师和康复专科医师的合作团队能够最好地实现这一目标。对于骨骼损伤，康复计划需要进行个体化调整并由负责受伤患者管理的外科医师进行监督。主要肌肉骨骼损伤后恢复正常活动通常需要一年或更长时间。整个康复计划由康复专科医师和适当的专职医护人员联合一起管理。康复计划应在患者进入医院并持续到出院为止。

创伤患者的最佳康复系统仍在发展中。应发展专门的多发伤患者的躯体和职业康复的区域性康复中心，以最有效地帮助患者和社会恢复功能。

## 疼痛管理

创伤患者的疼痛管理始于救治的最初阶段。由于恢复阶段比较长，受伤的患者很容易发展依赖于疼痛的药物，所以建立一个适当的方案就很重要。早期骨折固定是在急性期缓解疼痛的有效手段。寻求疼痛和康复医疗进行适当的会诊，确保了整个治疗过程中患者的疼痛缓解就会是最优化的。

## 老年创伤

随着人口老龄化，老年创伤患者的人数正在增加。这种增加导致了两个问题，一个是老年患者有不少影响救治和预后的合并症。常规由专科医师进行评估和处置老年患者的合并症是最理想的。此外，鼓励采取协调一致、多学科的方法，承认与老年受伤患者有关的独特挑战。第二个问题是骨质疏松骨折的固定会导致并发症发生率增加。需要制订老年患者专门的救治和康复的专门方案，以及改进的骨质疏松骨折治疗技术。为了减少这一问题的影响，需要制订有效的骨质疏松防治方案。

## 骨科医师特定的资格认证

### 委员会认证

对任何外科创伤救治资格的认证基本上都是由目前的美国医学专业委员会，美国骨科协会美国骨科外科委员会，或加拿大委员会的外科专科负责。被接受的骨科专科医师认证委员会包括美国骨科委员会、美国骨科协会以及加拿大皇家内科与外科学院。在一级、二级、三级创伤中心参与值班，委员会认证或由一个适当的矫形委员会根据当前的要求或替代途径标准进行认证，是必不可少的（CD 9-17）。

认证可能需要数年的时间才能获得毕业后医学教育（ACGME）或加拿大委员会的批准。如果骨科医师在成功完成 ACGME 或加拿大住院医师资格后，没有在认证委员会中获得认证，那么外科医师就没有资格被列入创伤小组。当这类外科医师被主要的专业组织（例如美国外科医师学会）认证为委员／成员时，这类外科医师就可以被纳入创伤小组。

## 一级、二级或三级创伤中心非委员会认证骨科医师替代标准（CD 6-3）

在美国或加拿大以外接受过训练的骨科医师可能有资格通过一个替代的路径程序参与创伤计划。骨科外科认证替代途径标准的详细描述见于 www.facs.org/quality-programs/trauma/vrc/resources.

## 继续教育

骨科医师的背景要体现兴趣，并承诺致力于创伤救治。正规的骨科创伤进修，在一个病人量大的创伤服务机构接受骨科外科培训，以及作为骨科医师的战斗经验构成了这种兴趣的主要例子。作为课程导师积极参与美国外科医师学会高级创伤生命支持®（ATLS®）课程的教学清楚地表明了参与创伤教育。创伤团队里面的骨科医师成功完成 ATLS® 学生课程是有帮助的，但不是必需的。参加专业的骨折和创伤教育课程也是很有价值的。

在一级和二级中心创伤项目的骨科联络人必须每年累计完成 16 小时或每 3 年累计完成 48 小时能证实的创伤相关继续医学教育（CME）（CD 9-18）。此外，骨科创伤小组的其他成员对受伤患者的救治知识和目前的救治知识是很重要的。这一要求可以通过每年平均获得 16 小时的创伤 CME 来记录，或者由创伤项目和骨科联络人基于以实践为基础的学习原则和绩效改进与患者安全（PIPS）项目进行的内部教育过程（IEP）来记录（CD 9-19）。

　　内部 CME 的例子包括：在职的、基于案例的学习；教育会议；大查房；内部创伤专题讨论会；以及内部出版物，传播从当地会议或个人最近参与（通过培训分析）审查创伤中心获得的信息。IEP 应包括每季度至少一次的演讲和讨论。理想状态下，这样的教育是基于病例的学习，通过创伤 PIPS 过程来识别问题，并向创伤团队进行适当的传播。这些报告应记录在绩效改进的过程中。IEP 的总课时应等同于 CME 每年 16 小时的课程。

（赵　刚　译）

## 补充阅读

Agnew S, Anglen JO. Delivery of orthopaedic trauma care. In: Baumgaertner M, Tornetta P, eds. *Orthopaedic Knowledge Update—Trauma 3*. Rosemont, IL: American Academy of Orthopaedic Surgeons/Orthopaedic Trauma Association; 2005: chapter 2.

Althausen PL, Kauk JR, Shannon S, Lu M, O'Mara TJ, Bray TJ. Operating room efficiency: benefits of an orthopaedic traumatologist at a level II trauma center. *J Orthop Trauma*. In press.

Born CT. Guidelines for orthopaedic trauma fellowships. Orthopaedic Trauma Association, Fellowship and Career Choices Committee. *J Orthop Trauma*. 1999;13(6):437-440.

Orthopaedic Trauma Association. EMTALA: the orthopaedic traumatologist and hospital guidelines. Available at: ota-new.org/medical-professionals/public-and-health-policy/emtala-the-orthopaedic-traumatologist-and-hospital-guidelines.

———.Orthopaedic trauma service organization. Available at: ota.org/medical-professionals/public-and-health-policy/orthopaedic-trauma-service-organization.

Roberts CS, Pape H-C, Jones AL, et al. Damage control orthopaedics: evolving concepts in the treatment of patients who have sustained orthopaedic trauma. *J Bone Joint Surg Am*. 2005;87(2):434-449.

# 第10章　儿童创伤救治

相比其他原因，越来越多的儿童死于创伤。存活的孩子严重丧失生活自理能力，且持续终身，需要长期的护理，社会经济负担也会增加。对创伤儿童的护理需要有全面的认识，儿童的创伤问题是一个社会公共问题，需要有效的防护策略，改善儿科的紧急医疗救助系统，提供最高质量的儿童创伤救治，能在每一级的创伤机构都提供救治康复。在所有的创伤中心，创伤儿童都需要给予特别的专科支持。创伤体系要考虑到受伤的儿童的特殊需要，并制订合适的计划确保实施。

## 流行病学

不考虑年龄，受伤儿童大多数死于或致残于中枢神经系统损伤，也与年龄相关性创伤的发生一致。儿童可按年龄分为以下几组：

婴儿（出生至12个月）、幼儿（1~3岁）和学龄前（3~5岁），跌落伤是最危险的因素，因为他们的头颅相对较大，导致重心偏高，这个年龄段的儿童会维持着一个较高的脑损伤发生率。这些儿童尤其是婴幼儿，虐待伤也是一个危险因素，虐待伤占1~4岁儿童死亡率的第三位。

学龄期儿童（6~12岁）最常见的伤害因素为非故意伤害，特别是交通意外伤害。这个年龄段儿童脑损伤的发生数量也较高，常常合并其他部位的损伤，包括胸、腹和脊柱。

青少年（年龄13~19岁）从儿童向成人过渡，救治计划需要结合儿童的心理和成人的体格特点。这个阶段最大的危险因素主要是行为因素，例如酗酒和吸毒、分心驾驶。过失杀人和自杀也是高危因素。

观察上述儿童早期、儿童晚期和青少年时期致伤机制和发生方式的不同，同时伴随着儿童患者不成熟的解剖特点和逐渐发育的生理机能，导致他们对严重创伤的反应各有特点，所以我们需要更加专业的儿科支持。

## 医院资源

创伤中心的医院资源已在第2章详细描述，描述了各种创伤中心的水平和他们在创伤系统中的作用。受伤的儿童能够在儿童医院获得最专业的创伤救治。

在本章中，"儿童医院"一词应为一个独立的儿童医院或大型综合医院下的儿童医院，能提供专业儿科的住院条件。

能收治儿童创伤的医院应该能满足儿科创伤人群的特殊需要，且进行必要的投入。由于儿童医院的数量和受地理分布的限制，并非所有严重创伤的患者都有机会被送到这些机构治疗。因此，其他医院需要向那些没有专门的儿科专业的地区和创伤救治系统提供支持和帮助。无论有无儿科专科，创伤外科医师和创伤小组的成员都必须致力于儿童创伤的救治，创伤小组所有成员都应接受相应的儿童救治培训，并由医院出具资质证明。创伤系统中的所有医院应建立协作关系，为创伤儿童提供救治。

儿科创伤中心需要专业的儿科支持，因此它们通常位于儿童医院。儿科创伤中心应该纳入区域创伤系统，通过参与现场检伤分类，将受伤最危重的儿童的运送到儿童医院。当没有儿科创伤中心时，其角色应由成人创伤中心承担，以满足儿童创伤救治的需要。

## 儿科创伤中心

儿科创伤中心将在各个地方、区域和国家的创伤体系中发挥创伤儿童救治的领导作用。它们为本区域内最严重的创伤儿童提供全面的救治，并与所在区域为受伤儿童提供救治的其他医院紧密联系。此外，它们还应与其他提供儿科创伤救治的医院建立密切的工作关系，以满足整个地区儿童创伤的救治需要。

作为儿科创伤中心认证医院，除了儿科的专业要求（CD 2-3）（表10-1）外，还必须达到与成人创伤中心相同的一些条件，儿科创伤中心应具有足够的机构管理经验和较多的儿童创伤患者，以保证儿科创伤小组成员的临床技能。

一家一级儿科创伤中心每年必须收治小于15岁的创伤患者200人以上（CD 10-1）。一个二级儿科创伤中心每年必须收治小于15岁的创伤患者100人以上（CD 10-2）。这些病例包括住院或23小时留观患者，但应排除因溺水、中毒、异物、窒息等原因入院的患者，以及抵达医院时因窒息或其他原因已经死亡的患者。另外，对于从登记处获悉的、已知或怀疑存在身体或性虐待的患者，也应该排除在外，对于他们而言，入院不仅与创伤有关，更需要社会服务机构的介入。在没有准入的烧伤救治服务的情况下，烧伤患者也应该被收治。所有的一级和二级儿科创伤中心都应该有一个专门的儿童创伤管理人员（CD10-3）和儿童创伤登记人员（CD 10-4）。在一级儿科创伤中心，儿童创伤管理人员必须专职于儿科创伤服务（CD 10-5）。在二级儿科创伤中心，儿童创伤管理人员应该致力于儿童创伤服务，但不一定是全职的，也可以担任预防协调人员或登记人员。

**表 10-1** 对儿科创伤中心和成人、儿科创伤中心的附加要求（不包括成人中心的要求）

| 独立的儿童医院或综合医院内的综合儿科救治单位 | 一级儿科创伤中心 | 二级儿科创伤中心 |
| --- | --- | --- |
| 儿科创伤服务 | E | E |
| 儿外科医师作为儿科医疗总监 | E | D |
| 儿外科医师 | E（至少2人） | E（至少1人） |
| 儿童急诊科医师 | E | E |
| 儿童重症监护科医师 | E | E |
| 其他具有儿科专科经验的儿外科专科医师 | E | E |
| 儿童医学特异性创伤继续教育指导和联络人员 | E | E |
| 儿童急诊科 | E | E |
| 儿科重症监护室 | E | E |
| 儿科急症室 | E | E |
| 儿童康复 | E | E |
| 所有适用于患者护理领域的儿科康复设备 | E | E |
| 儿童创伤管理人员 | E | E |
| 儿科创伤登记员 | E | E |
| 儿童生活和家庭支持计划 | E | E |
| 儿童社会保护服务 | E | E |
| 儿童虐待评估能力 | E | E |
| 预防伤害和社区拓展计划（儿童创伤教育计划） | E | E |
| 儿童创伤研究 | E | D |
| 年龄小于15岁的年度创伤患者最低人数 | 200 | 100 |
| 儿童创伤社会工作改善计划 | E | E |

所有的儿科创伤中心都必须有儿童创伤改善计划和患者安全（PIPS）计划（CD 10-6）。此外，所有的儿科创伤中心都必须有以下项目：①儿童康复；②儿童生活和家庭支持计划；③儿童社会工作；④儿童保护服务；⑤儿童伤害预防；⑥社区服务；⑦卫生技术人员和儿童创伤患者救治人员的教育（CD 10-7）。

一级和二级儿科创伤中心必须建立一个机制来评估虐待儿童的情况（CD 10-8）。对于因虐待而受伤的儿童，应对筛查、治疗和转诊指南进行标准化。所有因急性损伤而住院的患者都应接受创伤团队评估，是否准许手术治疗。

一级儿科创伤中心必须有可证明的儿童创伤研究（CD 10-9）。一级儿科创伤中心的研究要求与成人创伤中心（CD 10-10）相当。在成人和儿童综合性一级创伤中心，50% 的研究要求必须是儿科研究（CD 10-11）。

## 儿科医师资源

在儿科创伤中心，医师应该规范地给儿科患者提供救治。在一级儿科创伤中心必须有至少两名外科医师根据当前儿科手术需要而获得美国外科委员会的认证或者美国外科手术委员会的认证（CD 10-12）。在工作人员中，必须有一名经骨科委员会认证的外科医师或一名有资格通过骨科委员会获得认证的外科医师（见第9章，临床功能：骨科），并根据该委员会目前的要求进行了儿科住院医师培训（CD 10-13）。此外，必须有至少一名神经外科委员会认证的外科医师或一名有资格通过神经外科委员会认证的外科医师（见第8章，临床功能：神经外科），并根据该委员会目前的要求，他们还必须接受儿科住院医师培训（CD 10-14）。必须有一个获得执照的骨科医师或一名根据当前的骨科委员会要求获得骨科委员会认证的医师（CD 10-15），以及一个获得执照的神经外科医师或一名根据当前的神经外科委员会要求获得神经外科委员会认证的医师，这些医师能在儿童创伤救治中体现出他们的兴趣和技能（CD 10-16）。根据目前儿科危重救治医学的要求，或者美国外科手术委员会的儿科手术和外科重症监护的要求，必须有两名医师在儿科重症监护医学中获得委员会认证或有资格获得认证（CD 10-17）。

必须有两位获得执照的急诊科医师或一个根据当前的急诊委员会要求获得急诊委员会认证的医师（CD 10-18）。满足这一标准的一个可接受的方法是获得急诊医学和儿科方面的委员会认证。儿科重症监护室（CD 10-19）和儿科急诊（CD 10-20）必须由医院中获得资格认证医护人员来提供相应的区域儿科创伤救治。

在一个二级儿科创伤中心中，必须至少有一位已经取得资格认证或者符合当前儿外科要求的美国外科委员会认证的儿外科医师（CD 10-21）。必须有一位已经取得资格认证或者符合骨科委员会（CD 10-22）认证要求的外科医师，和有一位已经取得资格认证或者符合神经外科委员会（CD 10-23）认证要求的外科医师，需经过认证对儿童创伤救治有兴趣和技能。儿科重症监护室（CD 10-19）和儿科急诊室（CD 10-20）需由医院授权的在各自领域能提供儿童救治的人员组成。

## 儿童创伤团队

在一级儿科创伤中心中，儿科创伤医学科主任必须是已经取得资格认证或者符合当前小儿外科要求的美国外科委员会认证，或者必须是美国外科医师学会中对儿童创伤救治非常感兴趣的会员。该人员必须参加创伤中心的值班（CD 10-24）。

在二级儿科创伤中心中，儿科创伤医学科主任是已经取得资格认证或者符合当前小儿外科要求的美国外科委员会认证要求的外科医师。该人员必须是已经取得资格认证或者符合当前小儿外科要求的美国外科委员会认证的普通外科医师，有资格就职于如下段所述的儿童创伤团队（CD 10-25）。

在一级和二级儿科创伤中心中，儿童创伤团队中的所有人必须在各自相应领域有儿科委员会的认证。当儿外科医师太少而不能组成儿童创伤专家组时，已经取得资格认证或者符合当前美国外科委员会认证要求的普通外科医师也可以就职于儿童创伤团队。这种情况下，普通外科医师必须是成人创伤专家，被认可的儿科创伤医学科主任，由医院授权来提供儿童创伤救治（CD 10-26）。

儿童医院中那些已经取得资格认证或者符合当前普通外科要求的美国外科委员会认证要求的外科医师、儿外科住院医师和正在进行儿外科专科训练的医师将会为最高级别创伤救治提供最初的救治措施，直到儿童创伤外科医师到来。最低情况下，一级儿科创伤中心必须为那些正在参加"毕业后医学继续教育"认证程序的高年资住院医师提供连续的创伤外科轮转（CD 10-27）。最低情况下，这些轮转必须在以下这些专业提供住院医师培训计划：普通外科、骨外科、急诊科和神经外科。他们也有可能获得儿童外科奖学金的支持（CD 10-28）。

在一级和二级儿科创伤中心，那些为受伤儿童提供医疗救治服务的其他专家（如麻醉学、神经外科学、骨外科学、急诊医学、放射医学和康复医学领域的专家）并不是受训过的儿科工作者，但也应在儿科创伤救治方面有足够的培训和经验，并对在其专业领域的现有儿科创伤管理规定有所了解。该项目必须为这些专家提供专业的儿科学方面的教育（CD 10-29）。这一教育项目可以通过儿科专家对未受训儿科工作者的年度培训更新记录来证明，此更新可以是医院外部的或内部的。

## 儿童创伤服务

一级和二级儿科创伤中心必须有由儿科创伤中心主任领导的有组织的儿科创伤救治服务（CD 10-30）。儿童创伤救治工作应制订计划，以确保所有遭受重大创伤的儿童患者得到儿童创伤救治小组的充分病情评估，并确保所有合格的儿童创伤救治小组成员在需要他们的时候能立刻行动起来。儿童创伤救治小组的外科医师应对在儿童急诊科的所有需要进行复苏的儿童做出反应（表10-2）。受到严重创伤的儿童患者应接受儿童创伤医疗救治。受到单一器官系统损伤的儿童患者应当受到儿童创伤救治或接受评估，但当其被评估病情已经得到稳定后应当被收治到相应的外科科室接受相应专科治疗。

| **表10-2** 儿童创伤救治小组全员行动的最低标准 |
| --- |
| • 特殊年龄低血压：收缩压小于70mmHg +（2× 岁数） |
| • 颈部、胸部、腹部或四肢近肘 / 膝的枪伤 |
| • 创伤所致格拉斯哥昏迷量表评分低于9分或降低2分 |
| • 从其他医院转运来的靠输血以维持生命体征的患者 |
| • 从现场转运过来的插管患者，或有呼吸损害的患者及需要紧急呼吸支持的患者，或从其他医疗机构转运而来的处于持续进行性呼吸损害状态的气管插管患者 |
| • 急诊科医师的建议 |

积极与其他外科和儿科医师展开合作，如神经外科医师、矫形外科医师、儿科急诊内科医师和儿童重症医学医师，强烈鼓励这种合作模式，但不能取代目前的儿童创伤医疗救治服务的发展方向。儿童创伤医疗救治必须持续监督和管理在重症监护室的患者（CD 10-31）。尽管所有重要的治疗决定必须得到儿童创伤救治专业人员的准许，而且儿童创伤救治专业人员需要对所有具有重要的临床变化了然于胸，但儿童创伤救治仍必须与儿童重症医学工作者展开密切合作（CD 10-32）。

儿童外科ICU必须积极参加创伤救治的管理，能帮助和提高外科患者在ICU的救治，并应该获得外科重症监护资格的认证（CD 10-33）。儿科外科医师或具有儿科权限的创伤外科医师都必须纳入收治创伤儿童的ICU（CD 10-34）。

## 成人和儿科创伤中心

一个医疗中心可以被认证为一级成人创伤中心和二级儿科创伤中心,同样的标准,反之亦然。

## 成人创伤中心治疗受伤儿童

应尽可能地充分利用儿科创伤中心。然而,在一些社区中,儿科资源可能是稀缺的。在这些地区,成人创伤中心可能是该地区处理儿科的主要资源,因此可能需要救治受伤的儿童。成人创伤中心每年收治100名或以上的15岁以下的受伤儿童,必须满足以下附加标准来证明其救治受伤儿童的能力(CD 2-23)。创伤外科医师必须获得医疗机构颁发的儿童创伤救治证书(CD 2-23)。这些标准包括儿科高级生命支持认证(PALS)、年度儿科创伤继续医学教育(CME)或内部教育涵盖特定的儿科内容。

必须有儿科急诊科、儿科 ICU、适当的复苏设备和儿科特定的创伤 PIPS 程序(CD 2-24)。对于每年不到 100 名 15 岁以下受伤儿童的成人创伤中心来说,这些资源是必需的。不管怎样,这些医院必须通过PIPS 程序(CD 2-25)审查所有受伤儿童的救治。

## 绩效改进和患者安全

无论何种类型的医院或指定的儿科患者系统,至少应通过死亡率、发病率和功能状态的分析来衡量(见第 16 章,绩效改进和患者安全)。儿科的过程和结果有关的措施,包括院前急救,住院和出院后护理,应同时跟踪和定期评估(表 10-3)。一级和二级儿科创伤中心必须提交数据到国家创伤数据库®(NTDB®)(CD 10-35)。当地创伤中心数据应与国家儿科创伤数据中心基准一致,并进行注册。如 NTDB® 或儿童创伤质量改进计划(Trauma Quality Improvement Program,TQIP)。

我们认识到,必须要有一个创伤同行评审委员会,它由儿童创伤医疗主任领导,由儿科 / 普通外科医师参与,联合儿科 / 普通外科、骨科、神经外科、急诊科、儿科重症监护、麻醉和放射等专业,以客观标准及相应反馈选择死亡、并发症和预警事件进行回顾,从而提高创伤救治(CD 10-36)。上述代表必须参加至少 50% 的创伤同行评审会议,并且记录他们的出席情况(CD 10-37)。儿童创伤小组的所有儿科和普外科医师必须参加至少 50% 的创伤同行审查会议(CD 10-38)。

## 重要因素

在儿科人群中,应该优先考虑使用非辐射成像。当临床确实需要辐射成像时,在获得高质量的诊断图像的情况下剂量应该减少到最低限度。

## 儿童创伤复苏教育

创伤治疗中心的所有成员在救治儿童创伤时,对当前的儿童外伤救治及儿科复苏的相关知识的了解是非常重要的。在一级和二级成人和 / 或儿科创伤中心,外部 CME 认证是一种保持同步的方法,另一种方法是通过 PIPS 进行的内部教育课程。在一级和二级的儿科创伤中心,儿童创伤医学主任及神经外科、骨科、急诊科和危重病专业联系人,必须各自获得平均每年 16 小时,或者每 3 年 48 小时的可核查的外部CME,其中至少 12 小时(3 年)必须与临床儿童创伤救治相关(CD 10-39)。访问教授或被邀请的演讲者所提供的课程可认为是外部教育。可核查的外部 CME 应该包括儿科复苏的结构化教育项目,比如美国

**表 10-3** 儿童治疗过程或结果 - 举例

| 过程或结果 | 定义 | 目的 |
|---|---|---|
| 插管失误 | 多次尝试放置气管内导管 | 气道管理对创伤严重的儿童的恢复来说是一个非常重要的因素,何人,何时,什么情况,以及多少次是我们成功管理气道的一种系统执行情况的客观度量 |
| 意外拔管 | 患者或实施者的意外拔管 | 气道不通畅可能危及生命。这个指标反映了儿科重症救治需要更加有效 |
| 快速插管后 24 小时内拔管 | 患者可在药物辅助下拔管,当它的插管时间小于 24 小时,不包括手术过程 | 这一措施对快速插管来说是一个客观性的检测,其本身是十分危险的。患者在 24 小时内拔管后不可使用静脉麻醉或在同一个地方再插管 |
| 低碳酸血症和 / 或高碳酸血症 | 过度换气或肺通气不足,尤其是在伤后第一个 12 小时 | 这些措施反映了在稳定前关键 12 小时需要救治的有效和精准 |
| 液体复苏问题 | 一个生命体征稳定的孩子在第一个 2 小时输液超过 50ml/kg | 液体的滴速需要根据细胞携带氧气的能力调整。过度地摄入晶体,特别是在低灌注的情况下,可能会加剧脑和 / 或肺液体吸收。这个指标会影响临床指标的检测 |
| 血管通路问题 | 如果不使用骨内输液血管通路的建立超过 5min 的 | 这个指标是儿童复苏客观的衡量标准和关键的部分 |
| 非手术治疗后的非计划手术 | 所有通过手术控制出血的非手术治疗患者 | 这个指标适用于非手术治疗的判断 |
| 计划外低体温 | 核心温度小于 35℃超过 2 小时 | 虽然亚低温与改善脑损伤的预后相关,但是必须避免儿童中度至重度低体温,因其会导致各种血液和代谢紊乱 |
| 医院获得性肺炎 | 肺炎 | 肺炎的发病及花费是可避免的。无肺损伤或吸入性症状的儿童来说,肺炎的识别尤为重要 |
| 损伤的漏诊 | 在入院后 24 小时后诊断所有和创伤相关的损伤 | 这个指标客观地反映了初始评估的特异性和准确性 |

心脏协会和美国儿科学会的 PALS(儿科高级生命支持)课程,或由美国儿科学会和美国急诊医师学会的高级儿科生命支持课程,还包括美国外科医师学会的高级创伤生命支持课程®(ATLS®)。

其他的普通外科、骨科、神经外科、急诊科医师,以及在一级和二级儿科创伤中心进行创伤治疗的重症医学医师,在治疗受伤患者时也必须有相关最新的知识。这一要求可以通过记录平均每年取得 16 小时的 CME,或者通过实践基础与理论学习和 PIPS 程序(CD 10-40)所进行的内部教育课程(IEP)来体现。

内部 CME 的例子包括:在职的、基于案例的学习;教育会议;大查房;内部创伤专题讨论会;以及内部出版物,传播从当地会议或个人最近参与(通过培训分析)审查创伤中心获得的信息。内部学习项目的讲座及讨论会应当至少一季度召开一次,建议教育项目应当以病例学习为主,这些病例应当来源于绩效改进和患者安全过程计划中,并且教学工作应适当地在创伤团队中进行分配。这些教学活动应在绩效改进计划中进行记录。在内部学习项目中的总学时应当换算成当年医学继续教育的 16 个学时。

## 区域内创伤儿童救治:患者分诊与转运

分诊标准(详见第 4 章,院间转运)的制定是用于识别有生命危险或残障风险的患者以及需要迅速转运至一级或二级创伤中心的患者。对于年龄小于 15 岁的患者,只要其达到上述标准,且存在病情迅速恶化的风险,无论其是否需早期手术治疗,均应当迅速转运至可送达的儿科创伤中心。儿童创伤评分及修订版的创伤评分均是对创伤患者临床评估后的补充评估方法。向儿科创伤中心的转运患者的工作应当按照协议执行并由 PIPS 持续监督。

（付桂兵 译）

## 补充阅读

American Academy of Pediatrics–Committee on Pediatric Emergency Medicine, American College of Emergency Physicians–Pediatric Committee, Emergency Nurses Association–Pediatric Committee. Joint policy statement: guidelines for care of children in the emergency department. *J Emerg Nurs*. 2013;39(2):116-131.

Boatright DH, Byyny RL, Hopkins E, et al. Validation of rules to predict emergent surgical intervention in pediatric trauma patients. *J Am Coll Surg*. 2013;216(6):1094-1102.

Committee on the Future of Emergency Care in the United States Health System. *Emergency Care for Children: Growing Pains*. Washington, DC: National Academies Press; 2007.

Cooper CG, Santana MJ, Stelfox HT. A comparison of quality improvement practices at adult and pediatric trauma centers. *Pediatr Crit Care Med*. 2013;14(8):e365-371.

Dharmar M, Romano PS, Kuppermann N, et al. Impact of critical care telemedicine consultations on children in rural emergency departments. *Crit Care Med*. 2013;41(10):2388-2395.

Emergency Nurses Association, Society of Trauma Nurses, Emergency Medical Services for Children. *Inter Facility Transfer Tool Kit for the Pediatric Patient*. Washington, DC: EMSC National Resource Center; 2013. Available at: www.childrensnational.org/emsc/pubres/oldtoolboxpages/interfacility.aspx#resources.

Gargas J, Yaszay B, Kruk P, Bastrom T, Shellington D, Khanna S. An analysis of cervical spine magnetic resonance imaging findings after normal computed tomographic imaging findings in pediatric trauma patients: ten-year experience of a level I pediatric trauma center. *J Trauma Acute Care Surg*. 2013;74(4):1102-1107.

Kernic MA, Rivara FP, Zatzick DF, et al. Pegasus Pediatric Guideline Adherence and Outcomes Project MS: triage of children with moderate and severe traumatic brain injury to trauma centers. *J Neurotrauma*. 2013;30(13):1129-1136.

Kharbanda AB, Flood A, Blumberg K, Kreykes NS. Analysis of radiation exposure among pediatric trauma patients at national trauma centers. *J Trauma Acute Care Surg*. 2013;74(3):907-911.

Kupperman N, Holmes JF, Dayan PS, et al. Identification of children at very low risk of clinically-important brain injuries after head trauma: a prospective cohort study. *Lancet*. 2009;374:1160-1170.

Matsushima K, Schaefer EW, Won EJ, Nichols PA, Frankel HL. Injured adolescents, not just large children: difference in care and outcome between adult and pediatric trauma centers. *Am Surg*. 2013;79(3):267-273.

Mooney DP, Gutierrez IM, Chen Q, Forbes PW, Zurakowski D. Impact of trauma system development on pediatric injury care. *Pediatr Surg Int*. 2013;29(3):263-268.

Pracht EE, Tepas JJ III, Langland-Orban B, et al. Do pediatric patients with trauma in Florida have reduced mortality rates when treated in designated trauma centers? *J of Ped Surg*. 2008;43:212-221.

Roudsari BS, Psoter KJ, Vavilala MS, Mack CD, Jarvik JG. CT use in hospitalized pediatric trauma patients: 15-year trends in a level I pediatric and adult trauma center. *Radiology*. 2013;267(2):479-486.

Sun R, Skeete D, Wetjen K, et al. A pediatric cervical spine clearance protocol to reduce radiation exposure in children. *J Surg Res*. 2013;183(1):341-346.

Tepper B, Brice JH, Hobgood CD. Evaluation of radiation exposure to pediatric trauma patients. *J Emerg Med*. 2013;44(3):646-652.

# 第11章　临床学科协作

创伤患者除了由普通外科、急诊科、骨科和神经外科等专业医师提供治疗之外，可能还需要其他专科医师的治疗。这些专科人员的协作能提高创伤中心的效率，所有这些专科医师应该随叫随到，而且能胜任其专业领域的工作。随叫随到的定义是在收到通知后30min内到场。

## 麻醉

麻醉医师对严重创伤患者的处理至关重要，麻醉医师必须在30min内能为急诊手术提供麻醉或处理气道问题。虽然麻醉主要在手术室完成，但麻醉科的工作范围比如建立气道、协助复苏、术前和术后的心肺支持以及协助镇痛等需要延伸到医院的其他区域。

### 一级和二级创伤中心

在一级或二级创伤中心，患者的麻醉必须由创伤救治经验丰富的麻醉医师指导和管理，麻醉医师应为创伤计划指定的专职人员担任。一、二级创伤中心必须保证24小时都可以进行麻醉，其医师和护士应该由具有评估和处理创伤急症能力并能完成初级麻醉的高年资麻醉住院医师或认证注册的麻醉专科护士（CRNA）担任。当住院医师或麻醉护士进行麻醉时，专科麻醉医师必须提供指导，并能在接到通知后30min内亲临现场进行操作。绩效改进和患者安全（PIPS）计划将评估麻醉操作流程的便利性以及记录任何气道控制或操作的延误，以利于改进。

### 三级创伤中心

三级创伤中心，院内麻醉服务不是必需的，但麻醉科主治医师或CRNA必须在30min内到场救治。在没有麻醉医师值班的三级创伤中心，必须制定相关规程，确保麻醉医师在接到通知后30min内能及时到达床边进行相关操作。当没有麻醉医师值班时，必须有紧急气道管理经验的医师参与值班。在三级创伤中心，专业麻醉护士也可以在医师的现场指导下进行手术麻醉，同样，必须由绩效改进和患者安全计划记录麻醉流程的便利性以及任何气道控制或操作的延误。

### 资质

担任电话值班的麻醉医师必须已经完成麻醉科住院医师培训计划。此外，在一级和二级创伤中心，麻醉科医师必须根据当前的麻醉要求，通过麻醉委员会的资格认证。在一级和二级机构中，至少有一名麻醉医师经历过创伤相关的麻醉培训并致力于与创伤相关的麻醉，从而能够培训其他的麻醉医师以及整个创伤小组。

创伤麻醉的基本资格是指获得相关麻醉委员会包括美国麻醉学会、美国骨科医师协会和加拿大皇家全科医师学会等机构的专业认证。在一级和二级创伤中心，获得委员会认证或授权是必不可少的。在完成美国毕业后医学教育认证委员会（ACGME）认证或加拿大住院医师培训后，可能需要几年时间才能获得麻醉专科资格认证。如果在完成住院医师培训后规定的时间内未能获得麻醉医师资格认证，将不适合进入创伤救治小组。

### 绩效改进和患者安全

在一、二和三级创伤中心，必须聘请合格且有奉献精神的专职麻醉医师作为创伤小组的联络员，由麻醉联络员参与绩效改进和患者安全计划至关重要。创伤计划的麻醉学联络员必须参加至少50%的多学科同行评审会议，并由绩效改进和患者安全计划记录归档（见第16章，绩效改进和患者安全）。

## 手术室

### 人员

在一级和二级创伤中心，手术室必须配备足够的工作人员，并能在15min内开展工作。人员必须满足以下标准：随时都有一个手术治疗团队能够迅速而有效地为创伤患者提供手术治疗。在一级和二级创伤中心，如果第一备用手术室被占用，则必须另有一间人员配备齐全的手术间可供利用。

手术室人员的配备和手术的及时性必须由PIPS计划持续进行评估，并且必须确保采取的措施可达到最佳救治效果。

在三级创伤中心，手术室必须配备有足够的人员，并在30min内就位。根据就诊的患者人数、院前沟通、急救患者数量及其他相关因素，可以设立一个院外电话值班的治疗小组来满足要求。如果使用电话值班的团队，手术室人员的配备和手术的及时性必须由PIPS计划持续进行评估，并且必须采取措施确保最佳救治效果。

### 设备

一、二、三级创伤中心应为所服务的患者人群提供必要的手术室设备。所有的创伤中心都必须有快速输液器、可加温的液体复苏装置、术中的影像设备、骨折固定装置、支气管镜和消化道内镜等设备。一、二级和提供神经外科治疗的三级创伤中心必须配备开颅手术所需的设备。只有不提供神经外科治疗的三级创伤中心不要求有开颅手术设备。一级创伤中心必须具备提供全天候心胸外科手术的能力，并应有体外循环设备。在一级和二级创伤中心，如果体外循环设备不能立即到位，则必须制订应急方案，比如立即转诊到合适的创伤中心，并对所有转诊的患者进行追踪和随访。一级创伤中心保证能够全天候提供手术显微镜。

## 麻醉恢复室

根据患者的需要，可以在麻醉恢复室（postanesthesia care unit，PACU）或重症监护病房（ICU）进行术后恢复治疗。在一、二、三级创伤中心，PACU必须有专业护士24小时为恢复期患者提供全天候的护理。如果创伤救治是在院外进行的，那么PACU护士的配备和设备由PIPS计划登记。PACU必须有必要的设备来对患者进行监测和复苏，并符合指定的救护程序。列入PIPS计划的设备至少要满足血氧饱和度、呼气末二氧化碳分压、动脉压监测、肺动脉插管、患者复温和颅内压监测（CD 11-27）的需求。

## 放射科

放射检查对严重创伤患者的救治至关重要。创伤中心必须制定规则，确保需要复苏和监测的患者在运送过程中以及在检查期间有经过相关培训的专业人员陪同。

所有创伤中心必须全天24小时的提供X线检查。在一、二、三级创伤必须能24小时提供CT检查。

在一、二级创伤中心需要有 X 线及 CT 技师值班。在一、二、三级创伤中心，专科放射科技师必须能在 30min 内进行现场或远程影像读片。在一和二级创伤中心，专科放射科技师必须能在 30min 内完成复杂的影像学检查或介入治疗。在一、二、三级创伤中心，诊断信息必须以书面或电子形式及时传达。

根据及时性原则，影响患者治疗的重要信息必须及时地以口头方式传达给治疗小组。初步报告必须永久记录。最终报告必须准确地反映与创伤小组沟通的时间及内容，包括初步报告和最终报告之间的改变。初步报告和最终报告之间的差异以及漏诊必须由 PIPS 计划进行监督。

在一级和二级机构，放射科技师必须被指定为创伤项目的联络员。放射专家联络员必须参加至少 50% 的同行评审会议，并应教育和指导整个创伤小组怎么恰当地使用放射设备。PIPS 计划的过程和结果的方案应协同确定，要包括患者发病率或死亡率以及资源的有效利用等对治疗时间有实质性影响的系统或个体因素。在一级和二级创伤中心，放射学联络员参与 PIPS 计划是必不可少的。放射科技师至少需要参与和诊断成像有关的病情进展或改善的分析讨论。一级和二级中心必须能够查看其转诊范围内的外院放射科影像，专科放射技师应能在 30min 内进行阅片。在三级中心，可能需要放射科技师参与 PIPS 计划。

## 资质

对于任何放射科技师而言，参与创伤救治的基本资格是获得放射学委员会资格认证。目前，有效的放射科技师认证委员会包括美国放射学会、美国骨科协会和加拿大皇家全科医师学会等。对于在一级和二级创伤中心电话值班的放射科技师，相关放射学会的资格认证是必不可少的。

在完成美国毕业后医学教育认证委员会（ACGME）或加拿大住院医师培训后，可能需要几年的时间进行认证。如果放射科技师在成功完成培训后未在规定的时间范围内获得认证，则不符合入选创伤小组的资格。这样的放射科技师在被大型专业组织（如美国急救放射学会）认定为会员 / 成员时可以被纳入创伤救治小组。

## 放射安全

近年来，CT 扫描、核医学检查和 X 线等影像学检查所带来的潜在辐射风险受到越来越多的关注。试图通过量化单次或多次诊断性影像学检查（特别是 CT）对癌症发展的长期风险的研究越来越多，并且已经有一些研究被报道。了解这些基于群体的多个假设风险估计的研究是很重要的。因为对一个特定患者的特定放射检查所需的精确的放射剂量和风险并不能确定，重要的是我们知道，放射性诊断性成像，特别是放射剂量较高的检查，如 CT 扫描很可能增加了患者患癌的风险。然而，CT 扫描所获得的信息对快速、准确的诊断以及治疗决策是非常有益的。

可以通过以下两个方法来减少放射暴露风险：

- 只有当有明确的临床适应证或检查的预期信息有助于患者的救治时才能进行检查。不建议进行没有临床指征和多次重复的全身成像。应该预先设计方案以减少放射量及避免不必要的检查。
- 影像科应努力优化每次检查的技术参数，使每名患者尽可能地使用最低的放射剂量，同时仍能获得高质量的诊断图像。对于所有的患者，尤其是儿童患者，应该反复考虑替代方案。仔细权衡创伤风险与放射风险，从而减少儿童患者某些身体特定部位的 CT 扫描。例如，老年患者的胸部血管的钝性伤比婴儿和小孩更常见，而同时婴儿和儿童在心胸部位辐射暴露的风险更高。指南和规则的制定应该考虑这些因素，尤其是胸部和颈椎 CT 扫描。

一级和二级创伤中心必须 24 小时能够进行介入放射学手术和超声检查。一级和二级创伤中心必须有全天提供磁共振成像（MRI）的能力。MRI 技术专家可以从医院外面做出回应。但是，PIPS 计划必须记录此人接到电话通知后在 1 小时内到达的准确时间，这一时间应该符合当前的临床指南。在三级创伤中心，如果 CT 技术人员接到医院的电话通知，PIPS 计划必须记录技术人员到达医院的时间。

# ICU 机构和医师的责任

在一级创伤中心,外科主导的 ICU 医师团队必须由具有重症监护资格的外科医师领导,危重创伤患者应该在专门设计的 ICU 内接受治疗。ICU 主任必须由具有危重病救治资格认证的外科医师担任。ICU 团队可以由来自不同专业的重症监护医师组成,但必须保证外科医师的主导地位。根据当前重症监护的要求,ICU 医师都应该通过美国外科学会的资格认证。必须保证在 15min 内有受过适当培训的医师可以到场,以便能全天候为 ICU 患者提供治疗。可以由高年资住院医或者值班的创伤专业主治医师来进行重症监护治疗。为了满足救治需求,必须确定至少有一个备用的重症监护病房并随时可用。备用病房需配备有备用创伤专科医师(见表 11-1)。

**表 11-1** 各级创伤中心 ICU 覆盖率

| 创伤中心 | ICU 团队 | ICU 主任 | 可利用时间 | 急救时间 | 替补要求 |
|---|---|---|---|---|---|
| 一级 | 团队必须是外科医师主导和负责的 | 必须具有当前外科重症治疗的资格认证 | 每天 24 小时都有住院医师(4 年级住院医师)或外科主治医师 | 每天 24 小时 | 可由备用创伤外科医师担任 |
| 二级 | 创伤外科医师必须对患者负主要责任并协调所有的治疗决定 | 主任或副主任必须是外科医师,并且具有外科重症治疗的资格认证 | 在 15min 内到场(具有资格) | 每天 24 小时值班 | 可由备用创伤外科医师担任 |
| 三级 | 创伤外科医师必须对患者负主要责任并协调所有的治疗决定 | 主任或者副主任必须是外科医师 | 在 30min 内到场(具有资格) | 每天 24 小时值班(可以是急诊科医师)* | — |

*绩效改进和患者安全计划会监督和审查急诊医师在急诊科之外的医疗行为

在二级和三级创伤中心,ICU 的副主任或主任必须是外科医师,需积极参与创伤 ICU 患者的救治,并负责制订救治计划、做出诊疗决策。在二级机构中,ICU 主任或副主任应该获得外科重症治疗的认证或执业资格。在二级和三级中心,ICU 主任或副主任必须是按照当前要求获得认证或取得执业资格的外科医师。二级创伤中心,全天 24 小时必须保证能有具备资质的医师在 15min 内到场救治危重症患者。在三级创伤中心,ICU 的医师必须能在 30min 内参与救治,并有一个正式的急诊救护流程。紧急措施并不是要取代在创伤救治中的外科医师主导地位,而是为了确保在联系主管外科医师的同时满足患者的即时需求。在三级创伤中心,PIPS 计划必须审查 ICU 患者的所有登记和转院信息,以确保合适的患者被留在三级中心而不是被转移到上级中心治疗。

在一、二、三级创伤中心,创伤外科医师必须始终对患者负主要责任并协调所有治疗决定。许多日常治疗要求可以由专门的 ICU 团队协作管理,但是创伤外科医师必须随时了解情况,且对于患者的专业治疗及管理具有决定权。对于所有级别的创伤中心,PIPS 计划必须记录 ICU 治疗的及时性、有效性以及救治的覆盖是否到位。在所有一、二、三级创伤中心,作为 PIPS 计划的一部分,必须将记录的信息及时反馈给 ICU。

必须有一个指定的 ICU 联络员为创伤患者服务。这个联络人必须至少参加 50% 的多学科同行评审会议,按 PIPS 计划记载。一、二级创伤中心的联络员必须累积平均每年 16 小时或 3 年 48 小时被认可的与创伤相关的继续医学教育(CME)。此外,ICU 创伤小组的其他成员对创伤患者的治疗也应该有与时俱进的知识和经验,这一点很重要。这个要求必须通过平均每年获得 16 小时的创伤 CME 或通过创伤的内部教育过程（IEP）或者 ICU 联络人基于实践学习和 PIPS 计划来达到。

内部 CME 的例子包括以下内容：在职的、基于案例的学习；教育会议；大查房；内部创伤专题讨论会；以及内部出版物，传播从当地会议或个人最近参与（通过培训分析）审查创伤中心获得的信息。IEP 应至少包括每个季度的发言和讨论。理想情况下，这应是基于案例的学习，通过 PIPS 识别问题并恰当地传递给创伤小组。这些文稿应反映效率的提升过程。通过 IEP 获得的总时长在成效上应等于 16 小时的医学继续教育。

## ICU 护理服务和设施

在一、二、三级创伤中心，合格的重症监护护士必须能够全天 24 小时为 ICU 患者提供护理服务。ICU 患者与护士的比例不得超过 2:1，应该有专业的创伤教育机会和计划提供给重症护理人员。ICU 必须有必要的设备来对患者进行监测和复苏。这些设备应包括但不限于持续的心电监护仪、脉搏血氧、呼气末二氧化碳监测、动脉压监测、肺动脉置管、快速输血和患者复温等设备。在一级和二级创伤中心以及进行神经外科手术的三级创伤中心必须具有颅内压监测设备，并具备进行颅脑损伤手术所需的设备。

## 初级保健医师和儿科医师

患者的初级保健医师对任何年龄的创伤患者都很重要。初级保健医师或儿科医师对提供患者病史、处理慢性病以及满足家庭心理健康需求非常有益。初级保健医师在整个患者康复期到完全健康过程中所提供连续性护理并促进康复也很重要。然而，初级保健医师并不需要紧急到场参与救护。

在三级创伤中心，当普通外科医师承担救治创伤患者的责任时，他应当意识到初级保健医师在创伤患者救治中的潜在价值。根据当地的情况，初级保健医师可以作为创伤小组的成员或创伤委员会的成员，或作为紧急情况的外科助手，或者可以提供后续的简单的治疗并可作为患者的联络员。未经创伤救治机构的知情和同意，创伤患者不得由初级保健医师接受或转移，PIPS 计划应监督遵守本指南。

## 其他的外科专科医师

对于严重创伤患者，可能需要多个外科专业医师的参与。一级机构是为处理最复杂的创伤患者而设置的，必须拥有全套的外科专家，包括骨外科、神经外科、心脏外科、胸外科、血管外科、手外科、显微外科、整形外科、产科和妇科、眼科、耳鼻喉科和泌尿科等（CD 11-70）。多学科协作的模式有利于治疗复杂的颌面部损伤，该团队应由耳鼻咽喉科、口腔颌面外科、整形外科及眼科专家组成。二级中心必须有一级创伤中心所具有的外科专家，并能够进行心脏手术。三级创伤中心必须配备有骨科医师。在三级医疗中心，其他外科专科的人员也是必要的。

对于所有需要转诊的特殊患者，如烧伤的处理、微血管手术、体外循环、复杂的眼科手术或高度复杂的骨盆骨折，应提前与类似的或更高级别的创伤中心达成转诊协议。如果患者需要转诊，则需要制定明确的计划，以实现快速转诊重症患者、以及随访和监护。如果转移复杂的患者，应该有一个应急计划，并且必须包括以下内容：
- 有允许创伤外科医师对患者进行初始评估和稳定病情的过程。
- 与类似或更高级别的认证的创伤中心达成转诊协议。
- 能够直接联系需要的资源，以实现快速转运和途中生命支持。
- PIPS 计划对过程的有效性进行监管。

## 内科会诊医师

在创伤外科医师对创伤患者的治疗负全责的前提下,许多复杂、严重创伤患者的治疗可能需要内科医师的支持。对于创伤问题已解决的患者可能转入其他机构以进行合并症的治疗。在一级和二级创伤中心,内科专业医师必须包括心血管科、内科、消化科、感染科、呼吸科和肾病科专家以及他们各自的医疗团队(例如呼吸治疗、透析团队和营养支持)。在三级医疗机构,医务人员中必须包含内科专家。在一级和二级中心,缓和医疗医师参与临终治疗是有益的,也是必需的(表 11-2)。

**表 11-2** 内科专业要求

| 创伤中心级别 | 内科 | 呼吸科 | 心内科 | 消化科 | 感染科 | 肾内科 |
|---|---|---|---|---|---|---|
| I | x | x | x | x | x | x |
| II | x | x | x | x | x | x |
| III | x | * | * | * | * | ** |

x 在职人员,在 30min 内

* 由内科医师在 30min 内就这些领域的问题提供会诊

** 必须有透析转诊协议

## 支持治疗

创伤患者需要多种支持性治疗。在一级和二级创伤中心,呼吸科的专科医师必须能为患者提供全天候的医疗救治。在三级创伤中心,全天 24 小时都必须有呼吸科专科医师。I级和II级创伤中心必须有急诊血液透析能力。没有透析能力的三级创伤中心必须签署转诊协议。一级和二级中心必须能够提供营养支持治疗。

## 临床检验科

在各级创伤中心,检验科必须全天 24 小时能进行血液、尿液和其他体液的标准分析,包括需要时进行微量采样。血库必须能够进行血型鉴定和交叉配型。对于一级和二级中心,必须有足够的红细胞、新鲜冷冻血浆、血小板、冷沉淀和适当的凝血因子供应的内部血库来满足受伤患者的需求。在三级中心,血库必须保证在 15min 内有充足的红细胞和新鲜冷冻血浆以供需求。各级创伤中心必须在创伤部门和血库之间就大量输血达成协议。凝血功能、血气分析和微生物学检测必须能保证全天 24 小时进行。一级和二级创伤中心应能够提供血栓弹力图检查。

## 社会工作

社会工作者是创伤患者多学科团队中不可分割的一部分,应该在一级和二级创伤中心每周 7 天、全天 24 小时提供服务。他们至少应具有硕士学位,并获得执照或认证,例如持有执照的社会工作者(LMSW)。额外的咨询培训通常是有帮助的,但是如果社会工作者没有这种培训,心理学家或精神病学家也应该能提供评估和咨询。

## 高级从业者

护理人员和助理医师经常管理创伤患者，有时可能被纳入专业的治疗团队参与创伤患者的救护。在一级创伤中心，高级从业者通常可以作为住院医师的替补。在不需要住院医师进行认证的二、三、四级创伤中心，高级从业人员可能在创伤患者的救治中发挥重要的作用。这些人员的自主权、权限的大小以及其他要求（例如证书授予和付费）因地区、医院规章和授权者类型的不同而异。

创伤医疗团队负责人有责任确定参与创伤救治项目的高级从业人员的角色和责任。参与程度必须考虑到国家对高级从业人员、医院政策和个人从业范围的相关规定。参与创伤患者初步评估的高级从业者必须证实具有高级创伤生命支持能力。创伤计划还必须为高级从业人员指明发展方向，提供资格认证和提升专业能力，创伤医疗团队负责人每年对他们进行一次审查及鉴定。高级从业人员应该参与创伤 PIPS 计划。

（李新志　陈文瑶　译）

## 补充阅读

American Association for the Surgery of Trauma. Massive transfusion guidelines. *J Trauma*. 2006;60(suppl 6). S1-98.

American College of Radiology. *ACR Practice Guideline for Radiologist Coverage of Imaging Performed in Hospital Emergency Departments*. Available at: www.acr.org/~/media/16844DC5B39C45F986623D4BB8826744.pdf.

———. Statement on the interpretation of radiology images outside the United States. May 8, 2004. Available at: www.acr.org/About-Us/Media-Center/Position-Statements/Position-Statements-Folder/Statement-on-the-Interpretation-of-Radiology-Images-Outside-the-United-States.

Deschodt M, Braes T, Flamaing J, et al. Preventing delirium in older adults with recent hip fracture through multidisciplinary geriatric consultation. *J Am Geriatr Soc*. 2012; 60(4):733-739.

Jackson VP, Cushing T, Abujudeh HH, et al. RADPEER scoring white paper. *J Am Coll Radiol*. 2009;6(1):21-25.

Lee JC, Rogers FB, Horst MA. Application of a trauma intensivist model to a level II community hospital trauma program improves intensive care unit throughput. *J Trauma*. 2010;69:1147-1152.

Mueller DL, Hatab M, Al-Senan R, et al. Pediatric radiation exposure during the initial evaluation for blunt trauma. *J Trauma*. 2011;70(3):724-731.

Nathans AB, Maier RV, Jurkovich GJ, Monary D, Rivara FP, Mackenzie EJ. The delivery of critical care services in US trauma centers: is the standard being met? *J Trauma*. 2006;60:773-784.

Nathens AB, Rivara FP, MacKenzie EJ, et al. The impact of an intensivist-model ICU on trauma-related mortality. *Ann Surg*. 2006;244:545-552.

Nunez TC, Young PP, Holcomb JB, Cotton BA. Creation, implementation, and maturation of a massive transfusion protocol for the exsanguinating trauma patient. *J Trauma*. 2010;68(6):1498-1505.

Perry WM, Lee CI, Steers WN, Post LA, Forman HP. Time-motion analysis of emergency radiologists and emergency physicians at an urban academic medical center. *Emerg Radiol*. 20(5):409-416.

Prasarn ML, Martin E, Schreck M, et al. Analysis of radiation exposure to the orthopaedic trauma patient during their inpatient hospitalisation. *Injury*. 2012;43(6):757-761.

Thomas SH, Orf J, Peterson C, et al. Frequency and costs of laboratory and radiograph repetition in trauma patients undergoing interfacility transfer. *Am J Emerg Med*. 2000;18(2):156-158.

# 第12章 康 复

创伤患者的康复治疗应该从入院第一天开始。急症治疗方案应当与促进患者功能恢复相一致。创伤救治最终的目标是将患者恢复到受伤前的状态。这不仅对患者来说是最好的结果,也有利于降低治疗花费。相比长期接受治疗及反复住院患者,恢复自主活动功能的患者将节省大约90%的住院治疗费用。

## 康复团队

创伤康复往往需要一个组织明确的多学科综合团队参与。该团队的领导者一般由一名专科医师、一名康复训练师和一名康复理疗医师组成。普通外科、神经外科或者骨科医师也可以担任团队领导者一职,这样可以尽可能地充分发挥他们的专业技术水平、专科培训作用而且可以充分履行他们的职责。

每位创伤患者都应进行系统的康复评估。康复团队应在患者住院期间尽早完善详细的康复评估。需要康复治疗的患者应该在入院后尽早让康复治疗队进行详细评估。这一评估目的主要是确定康复目标以及尽可能地确定康复治疗的潜在价值。患者依从康复计划的有效实施才能使得康复过程取得较好的效果。早期制订适合患者病情的康复治疗计划是非常有必要的。

所有功能缺陷的康复治疗并不能同时进行。例如,外科矫形的康复治疗应优先于神经系统康复治疗。神经损伤不应该阻碍其他全身系统的治疗。在明显的神经功能恢复之前,应在床旁尽快开展康复理疗,以尽量减少长期卧床产生的并发症。

## 康复评估系统或生活质量评估

所有患者应进行客观的功能性预后评估,该评估系统应与局部功能预后标准相一致。该评估系统主要包括独立性功能评估(functional independence measure,FIM),SF-36量表(Short Form-36,SF-36)以及健康质量指数(quality of well-being index,QWB)。

## 康复过程中的额外需求

### 营养支持

营养的评估和治疗与康复治疗过程相辅相成。体重减轻最小化有助于患者尽快从创伤中恢复。对患者营养需求的评估及后续营养支持的保障是必不可少的。大部分创伤均会引起较严重的氮流失,氮流失在急性损伤阶段很难预防。因此,充足的蛋白质和热量摄入对于过度蛋白质丢失和体重减轻的预防是很必要的。

### 疼痛控制

疼痛处理流程是创伤康复团队的重要组成部分。对于所有创伤后遗症患者,如反射性交感神经营养不良,患肢疼痛以及脊髓损伤后的慢性肢体痉挛性疼痛,都将从疼痛控制疗程中受益。2001年联合委员会制定的疼痛治疗标准已明确提出,住院患者均需要一个满足这些标准的疼痛治疗方案。在这些标准中，患者有权要求疼痛评估及管理，该过程需要日常评估工具和疼痛治疗缓解的文书。可参见以下网站获得最新版本的疼痛控制标准：www.jointcommission.org/topics/pain_management.aspx.

### 精神病学、心理学以及创伤后应激障碍干预

精神病学和心理学对于创伤中心的急救和康复治疗团队来说是很重要的。据美国创伤中心的流行病学调查结果表明，20%～40% 的创伤幸存患者在伤后的一年内均遭受严重的创伤后应激障碍（posttraumatic stress disorder，PTSD）和／或抑郁症状。一系列的调查研究表明，创伤后应激障碍、抑郁等症状与创伤后功能恢复有明显联系。在美国的一项全国性研究中，创伤后应激障碍和抑郁症状与创伤导致住院患者 12 个月内无法恢复工作存在独立剂量相关依赖性，而且大约 67% 患者存在一种障碍症状，而 78% 患者出现两种症状。未治疗的创伤后应激障碍和抑郁也与卫生保健和社会成本升高存在明显相关。

早期筛选、创伤后应激障碍和创伤并发的抑郁障碍的心理 - 药物疗法均有可能改善相应症状和预后功能。以创伤中心为基础的早期常规筛查，联合创伤后应激障碍及抑郁症状的干预可能从大样本调查和不断改进专家指南中获益。

创伤后应激障碍往往由个体之外的病原学因素引起（即创伤事件）而不是患者个体内部原因（即创伤性神经官能症）。对创伤实际定义是理解创伤后应激障碍的关键。最初是以灾难性事件作为模型。近年来，不同类型创伤事件表现出引起创伤后应激障碍。创伤后应激障碍的诊断标准及关于创伤后应激障碍 17 条列表可参照以下网址链接：www.facs.org/quality-programs/trauma/vrc/resources.

任何针对创伤患者的综合康复方案都应该考虑其是否可以用于评估、支持以及治疗创伤后应激障碍。最新的评估表明，创伤后应激障碍在美国男性和女性中的发病率分别为 5% 和 10%。这个话题对创伤中心在严重事件应急处理过程中是非常重要，这也认为是普通灾难救援恢复过程中重要的组成部分。但是早期干预是否减轻了患者创伤后应激障碍仍不明确。

由于创伤后应激障碍与抑郁明确相关，创伤后抑郁的常规筛查需要谨慎。PHQ-9 患者抑郁问卷是一种针对患者抑郁情况的简易评估工具，可参照以下网址链接：www.facs.org/quality-programs/trauma/vrc/resources.

### 支持小组

处理某些种类创伤的支持小组可能是患者及家庭成员了解患者康复治疗信息的重要来源。再者，家庭支持对于接受康复治疗的创伤患者非常重要。在康复治疗过程中为其家人制订康复计划，以便于让他们加入患者的康复过程中来。而且这种参与显得特别重要，原因在于急性康复过程中使用的很多康复技术将会在患者出院后继续使用。

支持小组也为酒精和药物滥用成瘾患者制订了 12 步诊疗计划。同伴介入、推荐等形式可能对促进更多参与者加入支持小组。长期参与支持小组的工作者明显降低了酒精和药物成瘾患者复发的可能性。酒精和药物成瘾者的支持小组均可在当地其他地方处理类似患者。

同时，也有针对创伤后应激障碍患者的支持小组。虽然该支持小组并未明显改善创伤后应激障碍症状，但是他们通过使参与者意识到许多人也经历着同样的困难，使参与者具备识别并解决困境的方式，而且使得他们重新树立信心。

最后，支持小组对颅脑损伤和脊髓损伤患者最大限度的恢复是非常有帮助的。当地的、区域性的以及国家层面的支持小组均可以被使用，并且大多数支持小组能提供免费的诊疗信息。当地小组的鉴定对脑和脊髓损伤的患者很有帮助。

## 特殊的康复治疗计划

创伤患者的最佳康复治疗系统仍处于发展阶段。专门从事多发伤患者的专科康复区域治疗中心应该

以帮助患者以及恢复其正常生活能力而发展建立。

## 颅脑损伤

颅脑损伤患者需要多层面的康复治疗。康复治疗的类型和周期变化非常大,主要由于颅脑损伤的位置和类型、始发症状、年龄、并发症以及一般情况和关联损伤共同决定。康复治疗应以最为简单的物理治疗方式尽早开展。一旦颅脑损伤病情恶化,就可能需要更为专业的脑部功能进行康复治疗。多学科协调合作诊疗模式是有助于脑损伤患者快速康复的最有效方式。当然,专业的神经康复治疗也是有效的。一个有效的康复治疗计划包括家庭成员和当地支持小组的协助治疗。

特殊干预可能包括神经心理学评估、物理治疗、职业疗法、语言障碍治疗、营养评估以及心理支持。言语障碍治疗师可能有助于解决吞咽和营养健康等问题。一旦发现创伤后紧张症状即可能需要进行心理评估。同时,应该把特殊医疗问题交给相应适领域的专家处理。

颅脑损伤者急救目标应该是:如果有必要,尽可能地让他们进行长期的脑康复治疗。

## 脊髓损伤

创伤中心应将脊髓损伤的康复治疗计划纳入康复医学中的另一个专业领域。虽然脊髓损伤患者的急救非常重要,但长期康复治疗也不能滞后。适当的皮肤护理、呼吸道护理、呼吸机使用、营养支持以及尿路胃肠道护理都属于脊髓损伤康复治疗的重要组成部分。

## 骨损伤

肌肉骨骼损伤是创伤里最常见的损伤形式,也是劳工索赔的主要原因。骨科康复治疗往往注重骨损伤本身,但是研究表明,骨损伤本身只是康复治疗的小部分。正如其他损伤一样,一个完整的康复治疗过程一般需要进行年龄评估、社会经济状态的评估、损伤前健康状况评估以及社会相关评估。这充分说明了康复治疗,就像创伤救治的每一个部分,是一个多学科的实践,而不能单纯依靠单一团队完成。

康复治疗目的是使创伤患者具备最佳的功能状态回归社会生活。为了达到这个目的,骨科康复治疗通常采用以下治疗方式:职业治疗;物理治疗;假肢;矫正手术。负责患者的紧急处理的外科医师以及康复治疗专家应共同合作达到该治疗目标。对骨骼损伤而言,康复治疗指南应该依据患者的个体化需求进行调整,且外科手术医师应充分管理患者。骨科医师所制订患者的负重能力及活动度应在出院时充分告知并嘱托患者。

全部的康复治疗计划应在康复治疗专家联合医护人员的管理下实施。按照指示,康复治疗计划应在患者入院开始,且一直持续到出院。肌肉骨骼损伤完全恢复运动功能通常需要一年甚至更长时间。

## 老年人群

一种基于年龄定义的老年人护理模式在临床中常常被使用。它是基于年龄变化因素作为变量来筛选患者。年龄分界变化在 65～85 岁。毫无疑问,美国的人口正在老年化。年长于 65 岁的老人比例预计将会在 2050 年达到 20%。老年患者给创伤救治带来了巨大的挑战,相比年轻创伤,患者老年人有着较高的发病率和死亡率。改善这个年龄段人群的预后需要适合老年患者的功能性康复治疗计划。

老年创伤患者的康复治疗目标可能与年轻患者的不同。独立的社会基本生活能力往往是康复治疗的最终目的。这些疗程包括以患者日常生活能力为中心的康复过程。当然,环境的改变也可以改善老年患者的社会独立生活能力。应评估患者的社会生活能力,同时相应的老年患者门诊诊疗也应该启动。

## 儿童

合适的设施和组织机构是创伤患儿的理想康复环境。应该做好协调工作,让住院或在家休养的患儿也能继续完成学业。可为家中休养的创伤儿童患者提供老师或技术性的教育。

　　这些项目，就像针对脑和脊髓损伤患者的康复治疗计划一样，都通常需要预先计划。同时签订相应责任协议。

## 医院设施

　　在一级和二级创伤中心，康复治疗服务必须充分利用医院设施进行，或者作为一个独立的康复治疗医院，在这种情况下，医院必须有转院协议（CD 12-1）。在任何情况下，对康复功能的认识都必须纳入创伤治疗过程中。重症监护病房所需的康复治疗有时会被忽视。例如，在机械通气的患者，应该强调维持关节灵活性以及机体肌肉力量的物理治疗。但是我们常常忽视了适当的呼吸机管理本身就是创伤患者的康复治疗手段。

　　在危重监护期，通常需要康复咨询服务、职业治疗、言语障碍治疗、物理治疗以及社会治疗，且这些治疗必须在一级和二级创伤中心（CD 12-2）中进行。从重症监护病房转出时再开始康复治疗未免太迟。

　　物理治疗（CD 12-3）和社会服务（CD 12-4）必须在一级、二级、三级创伤中心提供。职业治疗（CD 12-5）和言语障碍治疗（CD 12-6）必须在一级和二级创伤中心提供。在一级和二级创伤中心，这些服务必须在重症监护时期就开始进行，包括重症监护（CD 12-7）。针对适时转运到康复机构以及适当地从康复治疗机构出院后随访的政策应该作为所有创伤救治程序的重要组成部分。应该考虑将这些数据纳入创伤救治项目系统流程管理进程中。物理治疗应该在一级和二级创伤中心中每天开展，以便于有效地改善预后和减少住院时间。

（邓　进　译）

## 补充阅读

Ehrlich PF, Brown JK, Drongowski R. Characterization of the drug-positive adolescent trauma population: should we, do we, and does it make a difference if we test? *J Pediatr Surg.* 2006;41(5):927-930.

Findley JK, Sanders KB, Groves JE. The role of psychiatry in the management of acute trauma surgery patients. *Prim Care Companion J Clin Psychiatry.* 2003;5(5):195-200.

Madras BK, Compton WM, Avula D, Stegbauer T, Stein JB, Clark HW. Screening, brief interventions, referral to treatment (SBIRT) for illicit drug and alcohol use at multiple healthcare sites: comparison at intake and 6 months later. *Drug Alcohol Depend.* 2009;99(1-3):280-295.

Mangram AJ, Shifflette VK, Mitchell CD, et al. The creation of a geriatric trauma unit "G-60." *Am Surg.* 2011;77(9):1144-1146.

Roberts JC, deRoon-Cassini TA, Brasel KJ. Posttraumatic stress disorder: a primer for trauma surgeons. *J Trauma.* 2010;69(1):231-237.

Shih RA, Schell TL, Hambarsoomian K, Belzberg H, Marshall GN. Prevalence of posttraumatic stress disorder and major depression after trauma center hospitalization. *J Trauma.* 2010;69(6):1560-1566.

Warren AM, Stucky K, Sherman JJ. Rehabilitation psychology's role in the Level I trauma center. *J Trauma Acute Care Surg.* 2013;74(5):1357-1362.

Zatzick D, Jurkovich G, Fan MY, et al. The association between posttraumatic stress and depressive symptoms, and functional outcomes in adolescents followed longitudinally after injury hospitalization. *Arch Pediatr Adolesc Med.* 2008;162(7):642-648.

Zatzick D, Jurkovich G, Rivara F, et al. A national US study of posttraumatic stress disorder, depression, and work and functional outcomes after injury hospitalization. *Ann Surg.* 2008;248(3):429-437.

Zatzick D, Roy-Byrne P, Russo J, et al. A randomized effectiveness trial of stepped collaborative care for acutely injured trauma survivors. *Arch Gen Psychiatry.* 2004;61(5):498-506.

# 第13章　农村创伤救治

当对创伤患者的最佳救治往往因地理条件、天气、距离或资源而延误或受限,这个创伤救治系统就被认为是农村地区创伤系统。农村地区创伤救治的困难之一是农村地区的创伤患者少,但经常是非常紧急的创伤。最佳救治需要持续且经常的创伤知识培训和训练,但由于农村创伤人群少的特点,使得该训练的财政效价比较低。由于农村地区的医务工作者人数有限,因此组织培训计划的时间也是困难的。在农村地区,远程医学、电话会议、网络会议和其他基于互联网的教育项目在逐步增加获得创伤继续教育的途径。另外,远程医学给农村卫生服务人员向上级创伤中心的外科医师或其他专家实时会诊提供了机会。

坠落是农村地区最常见的致伤机制。由交通事故导致的创伤同样是很常见的。在全国范围,发生在农村范围内的创伤占1/4,却占交通事故死亡的2/3。另外,事实上前5位死亡率高的职业中有4种是与农村相关的:商业捕鱼、伐木、耕种或放牧、采矿。

与城市相比,在农村穿透伤是少见的。然而,发病率和致死率是高的,因为这类损伤往往涉及大口径、高速的武器。另外,这类创伤经常是近距离发生、自我导致的(自杀)。

因为创伤发生在偏远地区,有许多潜在延误救治的因素导致发病率和致死率增加。在农村创伤救治团队建设课程®(Rural Trauma Team Development Course, RTTDC©)中有讨论创伤救治延误的因素。

在农村和城市的创伤救治基本原则是一样的,高级创伤生命支持(ATLS®)课程提供了初级创伤患者救治的基础和建立集成综合各种资源构建框架的创伤系统的发展基础。RTTDC©正式被专门用于解决农村创伤救治的特有难题。

农村创伤患者的最佳治疗涉及快速熟练的院前反应,迅速转运创伤患者到最合适的卫生机构或创伤中心,在那里能够合理地实施ATLS®,并能够在必要时快速转送或转院到确定性治疗创伤中心。创伤救治系统保证快速将患者转送到最高的合适水平的救治。

急救医学医师、家庭医学医师,或助理医师在四级创伤中心从业的和中层卫生工作者、医疗保险医院和许多社区医院提供初级创伤救治。与该地区的一级、二级和三级创伤中心合作和交流是很关键的。医师或助理医师与接收医院的医师之间的直接联系是必要的(CD 4-1)。医疗单位之间的转运指南和协议是很重要的,并且只能在评估完农村医院和医疗转运机构能力后才能建立(CD 2-13)。所有的转运必须作为接收患者的创伤中心绩效改进和患者安全(PIPS)目标评估指标(CD 4-3),必须反馈给转运的医疗中心(见第4章,院间转运)。

正因为农村创伤的患者少,但需要急诊处理的特点,所以在创伤系统里继续教育和评估里显得尤为重要。创伤登记能够及时评估创伤救治过程和有助于发现创伤体系中的薄弱点。农村地区的一级和二级创伤中心担负持续教育的主要责任。这些具备资源的区域中心应该为农村的三级和四级中心提供持续教育项目。

另外,农村创伤中心和医院应该致力于参加区域性创伤救治水平持续增强的工作中,也是需要依靠一级、二级和三级创伤中心引领并一起努力。

## 院前条件

农村地区的院前条件可能是重要挑战的根源。创伤发生在这些很难到达的地区,可能需要长时间的后送或搜救行动。在农村路上发生的交通事故可能没有目击者,或不能被及时发现。尽管一直努力提高移动电话的覆盖并且超过95%的县有一键拨通"911"的能力（移动电话号码自动拨出并且根据信号塔的位置连接到合适的应答点），无线通信和移动通信仍然在一些农村、边境和荒野地区是存在挑战的问题。

在创伤发生并不频繁的农村地区，保持技能是困难的，尤其是对急救医疗服务系统的志愿者。为保留农村志愿者，应该努力使得培训尽可能方便。创新的教学项目包括非同步学习（在线学习和移动学习）和远程医疗资源为提高和保持农村 EMS 从业者技能提供了令人兴奋的新方法。政府和地区医疗系统的支持对农村院前救治的成功非常重要。院前系统必须建立在由院前创伤生命支持（PHTLS）®和国际创伤生命支持（ITLS）公布的 ATLS® 原则上。

另外，一个合格的院前救治医疗管理者会把一致性、价值和判断力融入训练和提高业务中。随着远程医疗应用增多，使得地区或州的标准化和配合 EMS 医疗主任变得可行，从而使得提高农村院前救治标准成为可能。当前的依靠当地医疗管理者的系统包括提高医疗管理者水平的培训项目是同样重要的。把区域或州的院前医疗管理者的位置作为州的创伤系统的一部分，有助于提高农村创伤救治的医疗指导能力。

## 院间 / 医疗机构间转运

将农村地区的创伤患者转运至创伤中心的距离和所用的时间与治疗的延迟相关。因此，接收医疗机构经常必须进行初期固定和复苏。一个区域创伤接收单位间协调沟通良好的创伤系统可以提供有效和安全的救治。地理及天气也许会阻碍快速的地面或空中转运。农村的医疗机构应该评估自身的资源和水平，并且具备预先设计好的在合适的时候的快速转运计划。协调区域内的转运是系统的职责。转运的模式、人员及设备要事先明确。在明确创伤患者伤情超出当地的资源和水平时要尽快做出转运的决定和安排。当条件允许的时候，在初步检查发现的威胁生命的情况应该在转运前解决。转运患者的决定应该基于临床评估并且应该及时或迅速。转运前的干预措施取决于转运机构。农村医疗机构与最近的创伤中心之间的合作协议在发现和解决 PIPS 问题方面是重要的。

农村地区医院面临获得影像阅片的难题。农村医疗机构经常需要将创伤患者转运至能够提供更高水平救治的中心。因此，强烈推荐转运单位及接收单位对影像学检查的互相认同以避免不必要的重复检查。远程放射学和影像图片，归档、获取系统（PAC）是有用的，应该考虑用于农村地区创伤中心分享影像图片。一级和二级中心必须能够看到相关创伤中心（CD 11-41）的影像图片。

## 农村创伤体系

农村地区创伤患者的最佳救治使得发展特有的创伤体系成为必须，该系统包括所有的承担初级救治的医疗机构并且明确他们的职能。这系统的范围从服务农村地区的一级或二级创伤中心到偏远地方的小诊所都有涉及。应该明确体系内所有组成部分的职能。另外，每个组成部分的职能的设计都是为了实现患者的最佳救治。

农村地区创伤患者的最佳救治需要与州或地区政府机构建立有效的联系。州或地区所有医疗机构的参与促进成功的农村创伤体系的建立。在建立提供最佳救治的系统时，邻州的一级和二级创伤中心也发挥着重要作用。在系统发展过程中，尽早把州外的医疗单位纳入是走向成功的重要一步。

美国外科医师学会创伤委员会（ACS-COT）提供关于评估创伤体系的多学科顾问计划。目的在于任一阶段都能帮助完善系统。（更多的信息见第 1 章区域性创伤体系：最优要素、整合及评估，以及 www.facs.org/quality-programs/trauma/tsepc/resources）

正因为农村创伤救治的一些问题具有区域性的性质，建立区域创伤咨询委员就利于发现问题并找到合适的解决方法。委员会在全州范围的监管有助于维持救治和创伤救治质量保持适当水平。一级、二级创伤中心为所属区域卫生机构持续提供的继续教育是创伤体系中的一个重要组成部分。

创伤中心应与小型医院、农村医师建立关系,为他们提供继续教育及帮助提高创伤救治质量。为了更好地努力,美国外科医师学会创伤委员会(ACS-COT)下属的农村创伤委员会制定了农村创伤团队发展课程(RTTDC©)。这项课程旨在帮助农村卫生机构建立创伤救治团队,培养他们对重大创伤的反应能力,并早期转运到确定性治疗机构。服务于农村地区的一级、二级创伤中心应将提供 RTTDC© 培训作为他们社区服务的一部分。农村创伤团队发展课程的培训也促进创伤中心间的交流并且增强了创伤中心间的联系。

事实上,在很多情况下,在这类地区二级创伤中心属于领头羊式的卫生机构,也通常是农村地区最高级别的医院。农村地区的二级创伤中心应致力于通过提供培训和扩大社区服务的范围提高区域内创伤救治质量和水平。农村与城市创伤中心认证标准是一样的。

三级创伤中心代表了紧急救治机构,它们为创伤患者提供初期救治、控制出血的即刻手术干预(例如,损害控制剖腹手术),并在遇到明确的危重创伤时,转运到更高级别创伤中心前维持生命体征稳定。如果创伤患者不需要转运且当地医疗资源充足,相当一部分患者留在三级创伤中心。三级创伤中心也应该参与为更多的农村卫生机构提供持续的培训和支持,特别是当它代表该地区的最高水平时。

四级创伤中心面临缺少外科服务的问题。但它是农村卫生保健系统的基石,并拥有高级临床执业者(高级护师和助理医师)。这些卫生机构医疗资源并不丰富,但通过组织和培训,可以提供有效的创伤救治,并必须被纳入创伤救治系统。美国外科医师学会(ACS)对于四级创伤中心的评审标准以表格的形式放在美国外科医师学会(ACS)的网站上,网址: www.facs.org/quality-programs/trauma/vrc/resources.

一些州认证了五级创伤中心,它是兼职的创伤中心,例如滑雪场的诊所,季节性开放甚至在滑雪季节也只有白天开放。为了提供最佳救治,四级、五级创伤中心需要具有专业机构的支持、敬业和良好训练的创伤团队、合适的设备和结构化的绩效改进过程。五级创伤中心评审标准的相关细节可以在 www.facs.org/quality-programs/trauma/vrc/ resources 中找到。这些卫生机构需要在人员非常稀少的地区遵从高级创伤生命支持(ATLS®)与 RTTDC© 的原则,稳定创伤患者生命体征并尽早转运患者。

## 创伤登记

评估创伤体系的基础在于建立并坚持创伤登记(CD 15-1)。对创伤患者实施救治及创伤体系内的协调配合的有效性评估都需要对创伤患者数据和救治结果进行汇总。为了预防创伤和对整个区域的创伤救治进行全面评估,除创伤登记外经常还需要其他来源的数据。采集每一个创伤患者的资料对质量改进和分析提供足够量的数据是很有价值的。创伤登记应用于提高患者救治质量,评估系统是否充足,并评估创伤体系内各区域的一致性。创伤预防、提供教育、有效沟通、从现场到医院以及最终得到确切治疗的转运流程顺畅,这些都必须得到确保。只有通过创伤登记和对其他数据的不断评估才能提高救治质量。农村创伤中心和其他急救卫生机构需要向区域性或州数据库传送创伤登记和创伤救治数据。

## 绩效改进和患者安全

无论在城市还是农村,创伤救治都依赖于如第16章绩效改进和患者安全所介绍的强有力的质量改进项目。只有通过不断的救治评估和寻求改进的机会,创伤救治质量才能获得提高。农村创伤救治现正面临着城市创伤救治所没有的挑战。农村卫生机构没有一级、二级创伤中心才拥有的医疗资源,但可以通过对创伤患者的回顾进行有价值的评估和救治改进。利用医院创伤登记有助于进行回顾。回顾的频率根据接诊患者的数量决定。回顾必须围绕以下几个问题：①系统和流程问题，例如文件和沟通协调；②临床医疗，包括对于会立即威胁生命的创伤诊断与治疗（ATLS）；③转运决定（CD 16-10）。

　　农村卫生机构与一级、二级创伤中心建立良好的工作关系是非常重要的，特别是在对于转运患者的预后和农村救治系统的规划与实施。整个救治系统范围的创伤登记将有利于质量改进和患者安全。关于质量改进的电话会议是了解患者预后结果的一种方式（详见第16章，绩效改进和患者安全）。

　　为农村地区提供创伤救治服务现在面临着独特的挑战。只有通过合作和明确创伤救治系统里每个卫生机构的角色和职能，患者才可能获得最佳救治。

（陈海鸣　译）

## 补充阅读

Byrnes MC, Irwin E, Becker L, et al. A trauma outreach program provided by a level I trauma center is an effective way to initiate peer review at referring hospitals and foster process improvements. *J Trauma*. 2010;68(4):778-782.

Casey MM, Wholey D, Moscovice IS. Rural emergency department staffing and participation in emergency certification and training programs. *J Rural Health*. 2008;24(3):253-262.

Dharmar M, Romano PS, Kuppermann N, et al. Impact of critical care telemedicine consultations on children in rural emergency departments. *Crit Care Med*. 2013;41(10):2388-2395.

Garwe T, Cowan LD, Neas B, Cathey T, Danford BC, Greenawalt P. Survival benefit of transfer to tertiary trauma centers for major trauma patients initially presenting to nontertiary trauma centers. *Acad Emerg Med*. 2010;17(11):1223-1232.

Gupta R, Greer SE, Martin ED. Inefficiencies in a rural trauma system: the burden of repeat imaging in interfacility transfers. *J Trauma*. 2010;69(2):253-255.

Helling TS, Davit F, Edwards K. First echelon hospital care before trauma center transfer in a rural trauma system: does it affect outcome? *J Trauma*. 2010;69:1362-1366.

Hsia R, Shen YC. Possible geographical barriers to trauma center access for vulnerable patients in the United States: an analysis of urban and rural communities. *Arch Surg*. 2011;146(1):46-52.

Kappel DA, Rossi DC, Polack EP, Avtgis TA, Martin MM. Does the Rural Trauma Team Development Course shorten the interval from trauma patient arrival to decision to transfer? *J Trauma*. 2011;70(2):315-319.

McSwain N, Rotondo M, Meade P, Duchesne J. A model for rural trauma care. *Br J Surg*. 2012;99(3):309-314.

Rokos IC, Sanddal ND, Pancioli AM, Wolff C, Gaieski DF. Inter-hospital communications and transport: turning one-way funnels into two-way networks. *Acad Emerg Med*. 2010;17(12):1279-1285.

Sanddal TL, Esposito TJ, Whitney JR, et al. Analysis of preventable trauma deaths and opportunities for trauma care improvement in Utah. *J Trauma*. 2011;70(4):970-977.

Sorensen MJ, von Recklinghausen FM, Fulton G, Burchard KW. Secondary overtriage: the burden of unnecessary interfacility transfers in a rural trauma system. *JAMA Surg*. 2013;148(8):763-768.

Vernberg DK, Rotondo MF. Sustaining an inclusive trauma system in a rural state: the role of regional care systems, partnerships, and quality of care. *J Trauma Nurs*. 2010;17(3):142-147.

Whitney JR, Werner S, Wilson S, et al. Rural trauma and emergency medical service challenges in a sample of western states. *J Trauma Nurs*. 2010;17(3):158-162.

# 第14章 烧伤患者创伤中心救治指南

烧伤中心的认证是在美国外科医师学会创伤分委会(American College of Surgeons Committee on Trauma，ACS-COT)的认可下，由美国烧伤协会(American Burn Association，ABA)认证委员会具体执行。烧伤中心的认证标准(以及标准缺陷)改动较为频繁，本章只是反映 ABA、ACS-COT 针对烧伤中心的认证原则。

ABA/ACS 的认证最初是为了外界能评判烧伤中心的救治质量。逐渐地，认证程序在基础建设和流程评估的基础上更注重预后。ABA 认证网站列出了所需的特别要求，包括标准缺陷(在 www.ameriburn. org 网站上点击"认证"标志)。

美国每年有超过 50 万人到急诊就诊，大约 5 万名急诊入院的患者。大部分的烧伤非常轻微，患者在初级医疗机构的门诊处理后即可回家。约 2 万名需要入院治疗的患者直接入院，或者转诊到具备多学科支持条件的烧伤专科治疗。具备这些能力和设施的医院，称为烧伤中心。本章指南是和 ABA 合作制定的，明确了一家医院被认证为合格的烧伤中心需要具备的烧伤救护系统、组织结构、人员、流程、固定设备等具体条件。

对于严重烧伤患者，不具备烧伤中心的创伤中心医院需和当地烧伤中心密切联系、合作并且评估、稳定伤情，安排和确保安全转运。评估需遵循高级烧伤生命支持(advanced burn life support®，ABLS®)和高级创伤生命支持(advanced trauma life support®，ATLS®)指南。需要联系烧伤中心并与高年资烧伤外科医师讨论转院的必要性。在没有其他合并损伤的情况下，烧伤患者伤情的稳定一般比较容易，能够承受在途中进行复苏的早期长途转运。将患者转送到指定烧伤中心的创伤中心必须与烧伤中心签署相应的协议(CD-14)。创伤中心和烧伤中心的主任负责转送协议是当前有效的。从医院其他科室，例如创伤科或外科重症医学科转运患者的合作协议必须包括转运和接收的规范。

由创伤科治疗的烧伤患者或符合其他创伤数据库纳入标准，例如住院时间等，应该录入创伤登记系统，并计入创伤患者统计中。院外或院内转送至烧伤中心的患者不录入创伤登记系统，也不计入创伤患者统计。

## 烧伤中心转运标准

烧伤中心应能够收治成人、儿童或两者都收治。以下烧伤患者应被转送至烧伤中心：
- Ⅱ度烧伤超过体表面积 10%。
- 颜面部、手、足、生殖器官、会阴部、大关节烧伤。
- 任何年龄组的Ⅲ度烧伤。
- 电烧伤，包括电弧或雷击伤。
- 化学烧伤。
- 吸入性损伤。
- 有其他会导致病程复杂、复原延迟、影响死亡率的基础疾病的烧伤患者。
- 合并其他创伤的烧伤患者(例如骨折)，烧伤致残致死的风险最大时。如果其他创伤导致的风险更为紧急，患者应先在创伤中心稳定伤情，然后再转送至烧伤中心。多发伤情况下，医师的判断非常重要，且需要符合地区医疗规范和检伤分类规范。

- 儿童烧伤首选转运至有专门认证的儿童烧伤专科烧伤中心,如果当地没有专门的儿童烧伤科,成人烧伤中心是治疗儿童烧伤的第二选择。
- 需要特殊社会、心理或康复干预的烧伤患者。

## 烧伤中心运行指南

### 烧伤救护系统

烧伤救护系统应该被认为是急救医疗系统中的协作单元,该单元包括一个或多个烧伤中心,同时与健康机构、院前人员以及转运系统具有通讯联系、拥有一样的分拣-转运规范流程为特征。在这种综合急救医疗系统架构内,创伤、烧伤中心应该协同一起制定 PIPS 项目,以便有助于患者救治。为保证协调工作的顺利进行,必须有烧伤中心管理层的承诺,医院必须一直具有联合委员会或其他相应认证机构的认证。作为这种承诺的证明,烧伤中心要有检伤分类、治疗、从其他机构转送患者的书面指南。

烧伤中心还需要做出建设、参与地区大规模灾难救援行动的协作承诺。其中必须包括为社区提供早期烧伤处理的培训,例如 ABLS 课程等。

## 组织架构

烧伤中心须一直具备规定组织结构、人员以及运转的政策和流程的文件,这些文件用于核查单位的管理和人员。这些政策和流程应确定收治入院标准、其他部门占用烧伤床位的标准、出院和随访的标准,以及转送政策和在非烧伤病房治疗烧伤患者的标准。

烧伤中心也必须保存住院患者的数据。至少,评估需要烧伤中心向 ABA 国家烧伤数据库上传非实名制的最小数据集(具体内容可在 ABA 网站上查询到)。该步骤可以很容易地用 ABA 的 TRACS 系统完成,也可以通过其他数据库完成。该数据库要求录入所有急诊入院的烧伤患者资料。此外,我们建议烧伤中心利用自己的登记系统追踪随访预后,并定期审查数据以明确需要改进的方面。

评估需要大量足够的住院患者数据,以保持和提高严重烧伤的临床救治能力(医师、护士以及治疗)。该要求意味着烧伤中心持续统计复杂的烧伤诊疗数据。因为烧伤中心可被认证为成人、儿童和综合中心,所以烧伤中心应尽可能地接触各种年龄段的患者以提升医护人员具备处置特殊年龄段所需的救治水平。被认证为成人烧伤中心,须尽量录入和保存足够多的成人统计数据;被认证为儿童烧伤中心,则须收治小于 4 岁的婴幼儿和有严重烧伤的大些的儿童。ABA 网站上有明确的收治数量要求以供参考。随着全国烧伤门诊处理趋势的流行,大量患者经烧伤门诊处理或当日手术即可。烧伤中心的简易门诊处理程序也反映了其处理严重烧伤患者的能力。

在 ABA 网站上有准确的数量要求。随着全国门诊烧伤管理的趋势,门诊烧伤的经验,尤其是同日手术,满足了一些接诊量的要求。但是,即使是具有强大的门诊烧伤项目的烧伤中心,也必须显示有处理危重烧伤住院患者的充足经验。

## 医疗人员

### 烧伤中心主任

烧伤中心主任必须被授予指导和协调所有与收治入烧伤中心的患者救治相关的部门所必需的权力。主任必须持有有效的外科或整形外科认证资格,最好还有重症治疗的资质,此外,主任还需完成两年烧伤专科医师培训或至少两年烧伤临床经验。主任负责制定和保证与烧伤患者救治工作相关的政策和流程的正常运转。主任必须确保临床救治符合烧伤中心规范。详细要求的细则请参考 ABA 网站。烧伤中心主任应通过管理足够数量的烧伤患者和完成烧伤手术来显示自己对烧伤的敬业和奉献精神。作为烧伤领域领导,主任应关注和追求烧伤相关的研究进展。主任必须致力于社会服务和当地的烧伤培训,例如 ABLS。

一些烧伤中心,特别是美国以外的烧伤中心,具有成功的救治模式,即主任既作为外科救治的负责人又作为烧伤重症专科医师负责烧伤医学救治。只要这个模式能作为一支相互协作的团队致力于烧伤相关的工作,这个系统就是法规允许的,其中包括培训、处置和持续绩效改进和患者安全等。需要一个单独的重症医学科或医疗团队进行会诊并不是认证烧伤中心所必需的要求。

### 烧伤外科主治医师

主任可以指定合格的烧伤外科主治医师来加入烧伤患者的救治中。外科主治医师必须取得资质(经医师资格认证,或符合第 6 章临床功能:普通外科而设立的标准)。这些外科主治医师通过完成烧伤专科医师培训或至少在过去 5 年中具有两年烧伤临床工作来证明他们具备烧伤救治专业能力。他们必须参与救治足够的烧伤患者,保证完成足够的医学继续教育。

### 烧伤救治的覆盖范围

烧伤中心必须 24h 持续服务并及时有主治医师支援。必须保证有值班计划。除了保证一直都有值班人员以外,烧伤中心必须随时能要求专科进行会诊(如 ABA 网站所指出)。

## 护理人员

### 护士主管

能够负责烧伤中心的护士主管必须有足够的护理和管理经验。组织结构图用来表明他或她在烧伤救治中的角色,以及作为护理管理者的正式文件资料。护士主管应积极参与到烧伤相关的临床救治、培训和 PIPS 项目中。参加地区、全国、国际烧伤会议,并作为 ABLS 的讲者和 ABA 的成员都是满足这些要求的表现。

### 护士人员

烧伤中心应该具备有资质的护士来照顾患者。护理人员的配置方案应由患者救治计划决定。承诺维护烧伤和伤口护理相关的专业能力应该包括烧伤指导计划培训和持续的烧伤培训模块。护士每年都应接受烧伤相关的继续教育。

## 康复医务人员

由于对于烧伤患者的功能性恢复如此重要,因此对于患者特定目标的系统的康复计划就是必须的。这个项目需要足够的注册烧伤康复理疗师和职业治疗师(occupational therapist, OT)满足整个烧伤中心康复的需要。理疗师和职业治疗师都是需要的,更理想的是具有语言治疗师。理疗师和职业治疗师都需经过认证,参与烧伤治疗只是他们工作的首要目标,他们需要保持继续教育和参与烧伤相关培训。

## 其他人员

由于烧伤诊疗需要有组织和相互合作的多学科团队共同努力,许多专科医师都参与其中。其中主要

的辅助团队成员如下:

- 医师助理
- 儿科医师(儿童烧伤中心必须配备)
- 物理治疗医师
- 社工
- 营养师
- 药剂师
- 呼吸相关治疗工作人员
- 精神科医师精神病学或心理师
- 同伴
- 儿童生活或娱乐治疗法人员(儿童烧伤中心必须配备)
- 护理人员的连续性

更多细节请参考 ABA 网站; 在 www.ameriburn.org. 网站点击"认证 (Verification)"按钮。

## 绩效改进和患者安全计划

所有的烧伤中心都必须明确书面记录积极的多学科 PIPS 计划。中心主任负责执行 PIPS 计划。但是, 包含独立的同行评审委员会的多学科委员会必须监督项目的实施并且至少一个月召开一次会议以明确可以改进之处, 及时采取纠正措施并解决问题。计划必须有明确的相关性, 成链条地记录这一闭环系统过程。

至少每月必须召开一次死亡和并发症讨论会, 由其他医师参加而并非直接参加救治的医师参加。所有的重要并发症和死亡病例必须讨论。作为持续进步的阶段性成果的改进建议必须正式记录在案, 所有档案应存档保存。

每周应有一次多学科参与的病例讨论会来讨论患者救治的需求。此会议必须包括所有的团队并且必须记录患者救治的进展和救治方案的转变。

烧伤中心每年必须进行年度结果审计, 包括烧伤严重程度、死亡率、并发症发生率和住院时间等。其他推荐的数据包括远期预后, 比如重返工作或学习的能力以及审查财务状况等。

## 其他计划

### 培训计划

烧伤中心必须为医护及其他人员提供培训。如果住院医师或专科培训医师轮转到烧伤科, 则必须为他们提供培训。

### 感染控制计划

烧伤中心必须致力于将医院获得性感染降至最低。中心必须有一个符合常规预防、隔离措施的方案, 作为有效隔离手段, 以降低交叉感染和交叉污染的风险。烧伤团队必须获得持续院内感染情况的监测情况。

### 烧伤预防计划

烧伤中心必须有积极的烧伤预防计划来提高社区烧伤预防的意识。

## 研究项目

烧伤中心必须参与烧伤救治的相关研究。这些研究包括用于内部提升的员工 PIPS 意识的强有力项目。烧伤中心主任必须参与这个过程，最好能够让护理和临床领导也能参与其中。

## 配置和设备

烧伤中心必须保持专门的急性烧伤护理单位。中心首要任务是处理严重烧伤患者。至少有四张重症监护病床。期望烧伤中心具备必要的仪器设备以便救治烧伤患者（详见 ABA 网站）。必须有针对烧伤患者的手术包以便及时展开救治工作。严重烧伤患者的麻醉支持也是显而易见的。

烧伤中心应与医院的急救部之间有适用的规章制度和紧密合作。

（张　良　张岫竹 译）

## 补充阅读

Blaisdell LL, Chace R, Hallagan LD, Clark DE. A half-century of burn epidemiology and burn care in a rural state. *J Burn Care Res*. 2012;33(3):347-353.

Cochran A, Edelman LS, Morris SE, Saffle JR. Learner satisfaction with Web-based learning as an adjunct to clinical experience in burn surgery. *J Burn Care Res*. 2008;29(1):222-226.

Davis JS, Dearwater S, Rosales O, et al. Tracking non-burn center care: what you don't know may surprise you. *J Burn Care Res*. 2012;33(6):e263-267.

Harrington D, Holmes J, Conlon K, Jeng J. An update on the regional organizations of the American Burn Association. *J Burn Care Res*. Journal of Burn Care & Research. June 24, 2013. doi: 10.1097/BCR.0b013e318295789f. PDF Only.

Saffle JR, Edelman L, Theurer L, Morris SE, Cochran A. Telemedicine evaluation of acute burns is accurate and cost-effective. *J Trauma*. 2009;67(2):358-365.

Sagraves SG, Phade SV, Spain T, et al. A collaborative systems approach to rural burn care. *J Burn Care Res*. 2007;28(1):111-114.

# 第15章 创伤登记

　　创伤登记是指专门收集创伤患者相关数据信息,由统一标准的数据字段来组成的包括受伤经过、人口学资料、院前信息、诊断、救治、预后、治疗费用等的文件。创伤登记员是创伤救治团队中不可或缺的重要成员。创伤登记员、创伤项目经理、创伤医疗主任之间持续密切合作很重要。

　　每个创伤中心必须对创伤登记资料相关数据进行收集和分析(CD 15-1)。创伤登记是一个重要的管理工具,包含运行管理一个创伤中心所需的详细、可靠和易于获取的信息。指导州、市、县级的创伤体系机构应对辖区内创伤中心的数据进行汇总和分析。最后,这些数据每年必须按照国家创伤数据标准(National Trauma Data Standard,NTDS)进行收集并及时地提交至国家创伤数据库(National Trauma Data Bank®,NTDB®),以便在国家层面对其加以汇总和分析(CD 15-2)。创伤中心和州级管理机构应该收集遵循 NTDS 的数据集,这是最低要求。应鼓励创伤中心和省级管理机构收集每个登记患者的完整的简明损伤定级(Abbreviated Injury Scale, AIS)© 数据。从 2015 开始,参与的创伤中心被要求采集并向美国外科学会提交根据 AIS 05 / 08 修订版录入的数据,作为其国家创伤数据库(NTDB®)/创伤质量改进计划(Trauma Quality Improvement Program®, TQIP®)数据资料的一部分。国家创伤数据库(NTDB®)努力与创伤登记的软件供应商合作,以确保创伤登记程序与 NTDS 兼容,并与医院合作,在整个数据提交过程中对医院提供技术支持。此外,国家创伤数据库(NTDB®)正为获得 HL7 通信协议认可而努力。这将确立 NTDS 作为创伤数据收集的国际标准。在申请 HL7 通信协议认可过程中,将有一些很小的数据字段的变动,这一过程也将被作为 NTDB 的更新来完成,但这些修正几乎不会影响单独的个体创伤登记。同时,国家创伤数据库(NTDB)也在着手处理 ICD10-CM 的过渡。

　　医院电子病历系统和创伤登记系统都在努力探索限制冗余数据录入的新技术。但最重要的是,创伤登记数据必须尽可能准确、有效和可靠。

　　用于纳入和排除创伤患者进入创伤登记系统的确切标准因医院而异。一些创伤中心、创伤救治体系和州级管理机构为了突出患者群体的具体需求可调整纳入和排除标准。要了解国家创伤数据库(NTDB®)所需的具体标准和数据字段,请参见 www.ntdsdictionary.org/dataelements/datasetdictionary.html。请注意,符合国家创伤数据标准(NTDS)的数据采集被定义为在 NTDB 数据提交时能通过数据验证规则部门的验证。

## 创伤登记应用

　　创伤登记包含创伤中心运行所需的详尽、可靠和易获取的信息。可以通过多种方式运用创伤登记中的数据。以下几个部分阐述了在改善创伤患者的救治方法方面的应用价值,涵盖损伤预防到预后的整个连续过程中的各个环节。此外,还着重阐述了所有创伤中心参与地方、州和国家各级数据汇集的需要。这种参与有利于改善创伤救治体系,完善修订公共政策,并为创伤中心提供了将其临床救治效果与区域和国家基准进行比较的机会。

## 绩效改进

　　致力于救治创伤患者的医院都希望提供尽可能好的服务。创伤登记对于制定绩效改进和患者安全

(performance improvement and patient safety，PIPS）的方案至关重要，创伤登记必须用于支持 PIPS 过程管理（CD 15-3）。每一个创伤中心都应该能够证明创伤登记是用来客观地评价为每个患者提供的医疗救治服务质量，并确定不同患者群体治疗过程和预后的差异。单个机构、区域创伤体系和国家层面的汇总可以监测各种参数、跟踪差异和记录的改进。变量包括院前急救反应时间、救治的启动和时间线、在急诊科、重症医学科（ICU）或医院的住院时间；并发症的发生率，如医院获得性肺炎等、比较预期和实际的死亡率以及费用等。这些变量也可以与过去的救治能力和表现或从区域或国家的平均水平得来的基线水平进行比较，例如通过创伤质量改进计划（TQIP）提供的数据（见第 16 章，绩效改进和患者安全）。因此，创伤登记是推动医院、紧急医疗服务系统（EMSS）、区域创伤救治体系以及在国家层面绩效改进的一个工具。

## 公共健康

创伤登记仅是描述创伤患者整个创伤谱所需的综合数据系统的一部分。创伤数据信息提供了有关创伤发生率、救治、医疗费用和预后的资料。这些措施可进一步按年龄、性别和种族进行分层。对卫生部门来说，将某一特定地理政治区域的创伤登记数据汇总基础上绘制以人群为基础的创伤的图谱作为疾病管控的过程可能是重要的。许多州已经要求各创伤中心向州创伤登记数据库提交创伤登记的数据。创伤登记数据也可作为公共卫生问题的情况向公共官员通报，从而为立法和建立规范提供依据。

认识到美国创伤体系各地发展不均衡很重要。许多遭受严重的、危及生命的创伤患者没有在创伤中心接受治疗。一些州规定，所有治疗创伤患者的急救医疗机构的数据都应报告给创伤登记处，而另一些州则不需要。这种不一致使得难以获得准确的创伤人群数据。理想的情况是，所有治疗创伤患者的急救医疗机构都应将创伤相关数据提供给创伤登记处。

## 创伤预防

创伤中心应该使用创伤登记来描述其社区的伤害频率和模式的特征（参见第 18 章，预防）。创伤数据信息可用来明确高危人群，这些人群可能从伤害预防项目中受益（CD 15-4）。而且，这些结果必须用于识别适合当地执行的伤害预防优先事项（CD 15-4）。创伤登记处应监测这些干预措施的影响。创伤登记信息可以用来改变政策和作为。

## 创伤体系

创伤患者的需求涵盖了创伤救治的全过程，包括从预防到预后评价。创伤患者可出现在于城市、郊区和农村。此外，有些还跨越了地理和行政的界限。创伤中心提供的创伤救治仅是创伤患者所需全部干预中的一部分。需要创伤体系来落实一个满足创伤患者所有需求的有组织的救治体系。没有数据收集和分析，救治体系就不可能存在。个体创伤登记收集关于创伤系统整体功能的重要信息。为了评估创伤系统的功能，创伤数据应在地方、州和国家各级共享和汇总。重要的是，治疗创伤患者的所有急救医疗机构向区域性或全州的创伤登记机构提交数据。

## 预后评价

创伤是当今社会导致死亡和残疾的重要原因。预后评价反映了干预和管理的结果。有效和高效的救治体系可以带来良好的预后。预后评价着重关注多种临床结果，包括创伤患者伤后的所能达到的生存质量和功能水平。严谨的处理基于标准化数据和风险调整的数据是对预后评估最有效的利用。风险调整的基准标定过程可以在区域、州或国家层面。美国外科学会（ACS）的创伤质量改进项目（TQIP）为这种预后评估提供了机会。所有创伤中心都必须使用风险调整基准处理系统来衡量其救治水平和预后（CD 15-5）。

## 资源利用与成本分析

创伤登记也可以用来记录创伤项目所需的资源。这有利于可靠的评估目前认可的标准创伤救治方案、新策略以及医疗技术革新的影响。创伤登记的信息可用来验证所需的工作人员和财政支出所获得的机构和财政支持是否合理。资源利用和成本分析将变得越来越重要，因为医疗服务购买者会用其来审计从事于创伤救治的医务工作者、医院和系统的成本和预后。

## 研究

研究可以增进对创伤的认识。可靠的数据才能回答有逻辑性的问题。创伤登记册是这类可靠创伤数据的丰富来源。必须鼓励创伤中心将创伤登记数据用于研究。在国家层面上，国家创伤数据库（NTDB）是迄今汇聚的最大的创伤登记数据集。这些数据已提供给数以百计的研究人员作为研究分析，以回答创伤救治各个过程存在的问题。许多诸如此类分析已经发表在同行评审的创伤文献中。

## 符合认证和认定的要求

创伤中心的认证和认定的过程要求创伤中心记录在一定时间内其收治量、能力和预后相关数据。此外，该过程还需要体现 PIPS 项目的有效性（参见第 16 章，绩效改进和患者安全）。证明创伤中心符合这些要求需要创伤登记。创伤登记应该是同期的，至少 80% 的病历数据必须在出院后 60 天内录入（CD 15-6）。

## 创建和使用创伤登记

建立创伤登记资料库要有关键投入和努力工作，直到创伤登记资料库实现其应有的功能。尽管有些中心已经设计了自己的计算机化登记资料库，但这些努力已不再必须。市场上已有针对个人电脑或医院计算机系统运行而设计的有效的创伤登记软件包。

随着自定义字段不时加入和当地医疗绩效改进项目的启动，创伤登记倾向于变得越来越复杂，导致所需的字段数显著扩展。为了最有效地使用时间，应逐年审查创伤登记的字段，确定应该删除或添加的字段，同时确保字段与当前 NTDS 一致（参阅 www.ntdsdictionary.org/dataelements/datasetdictionary.html）。

## 创伤登记员

必须承认，高质量的数据始于高质量的数据录入，而负责执行这项工作的就是创伤登记员。大多数创伤中心都有一名自己的创伤登记员。创伤登记员是创伤小组的重要成员。创伤登记员有着不同的专业背景，如护理、病案管理、计算机和医学信息学等。理想情况下，创伤登记员与创伤小组一起工作，并向创伤项目经理报告。创伤登记员在上岗前接受最初的培训。他们必须在受雇后 12 个月内参加或以前参加过两门课程：①美国创伤协会的创伤登记课程或由国家创伤计划提供的同等课程；②美国机动车医学促进会损伤评级课程（CD 15-7）。由美国创伤协会注册认证委员会组织认证考试，并认证创伤注册机构

（CSTR）或类似机构中的专业创伤登记师。创伤登记员每年应完成至少 8h 的专门的创伤登记相关继续教育。

创伤登记员必须熟练掌握 NTDS。鼓励各创伤中心通过在该中心内进行创伤登记员的培训。例如，针对器官损伤的讲座就是对创伤登记员非常恰当的培训，因为创伤登记员要对器官损伤以及为治疗过程进行编码。

远程或签约制的创伤登记员被美国外科医师学会创伤委员会认为不是最佳的办法。但如果远程对创伤登记进行管理，创伤项目（trauma program）必须能够立即获得这些数据，并且必须能够及时收到标准的和自定义的报告。如果一个医院需要依托远程或签约制的登记人员，创伤登记员仍然必须满足关于登记和登记员所需的所有建议和要求。

## 隐私

医院有责任确保患者和医院的隐私。1996 年国会通过了《健康保险流通与责任法案》（HIPAA），使医疗机构处理内部和外部数据的方式发生了重大的变化。创伤项目必须确保制定适当措施，以满足数据的保密要求（CD15-8）。所有合理的手段都可应用于防止这些数据受到威胁、危害和未经授权的使用或泄露。责任方应确保处理这些数据的所有人员都在保护患者隐私方面接受专项培训。保护隐私的措施应牢固地纳入登记处的管理，以便只向需要知情的人提供识别信息。向国家创伤数据库（NTDB）或创伤质量改进计划（TQIP）提交数据或参与创伤中心认证的机构，必须与美国外科医师学会（ACS）有一个当下有效的且完全执行的商业合作协议。

## 数据采集

在创伤登记资料库的规划阶段，考虑从病历和医院信息系统中采集和录入的机制是很有用的。从医院信息系统下载数据不断扩展。使用笔记本和手持设备进行数据提取和数据输入越来越受欢迎。它允许登记员同期根据病程记录录入数据。还可以利用纸质数据表单来记录患者信息，以便随后的批量数据录入。最不理想的方法是从出院病案中提取数据。收集完毕后，这些数据将下载到主注册表。应做出规定，确保及时、完整地提供院前救治报告、手术记录、法医报告和其他可能并非总是出现在现有的医疗记录中的文件。

不应低估维持创伤登记所需的时间和努力。经过认证的和受过良好培训的创伤登记员对创伤登记处取得成功至关重要。每年收治 500～750 名创伤住院患者的创伤中心需配备 1 名全职创伤登记员来处理收集 NTDS 数据集要求的数据（CD15-9）。如果收集更多的数据内容，可能需要增加人员。

医院还必须考虑到分配给登记员在创伤数据提取录入和输入以外的额外任务。生成报告、分析数据、协助研究和满足各种提交要求等过程将占用仔细采集患者数据的时间。将其下载入创伤登记以及在数据接受前的一直的数据验证都会产生额外的任务，为了保证用于预防、PIPS 和创伤项目其他重要方面的登记数据的完整性和质量，将需要更多的工作人员来执行这些任务。

## 资料确认和质量

经由创伤登记所提供的信息，仅仅如同录入的数据一样有效，因此必须具有监测这些资料的策略。内部核实体制有助于检测数据输入或编码中的错误。许多创伤登记软件包都包含确保数据一致性的机制。此外，还应制订相应的方案，确保输入的数据准确，并能反映对患者的观察过程。一种验证方法是重新提取 5%～10% 的患者病历。然后，创伤医疗主任、创伤小组负责人和创伤登记员可以对这些差异进行系统的审查,以确定评分者之间的可靠性水平。虽然美国外科医师学会(ACS)的创伤质量改进项目(TQIP)是一个极为重要的包涵大量外部数据验证的过程,但仅有创伤质量改进项目(TQIP)的参与并不一定能确保医院创伤登记的整个数据谱的有效性。持续的审查和评估是保证本地创伤登记数据的质量、可靠性和有效性的重要方法。

## 报告撰写

创伤登记只有在它所包含的数据能够通过报告编写过程转化为有用信息的情况下,才会具有价值。创伤登记报告支撑着决策制定和指导创伤中心的管理。大多数创伤登记软件提供了生成几种标准报告的功能,这些标准报告能总结出处理特定问题或所关注领域的不同方法。大多数标准报告都是针对创伤中心的 PIPS 计划并提供所需信息。此功能应该构建在软件本身中,或者通过将数据导出到单独的电子表格、关联数据库或统计程序来实现。

## 国家创伤数据库

国家创伤数据库(NTDB)是有史以来最大规模的创伤登记数据集。它致力于成为创伤中心登记数据的国家资料库。NTDB 努力地收集在美国的每一个创伤中心治疗每一个创伤患者的数据。

NTDB 的目标是向医疗界、公众和决策制定者介绍美国目前救治创伤患者的各个范畴内的问题。这个目标有很多含义,涉及流行病学、伤害控制、研究、教育、急诊医疗和资源分配等领域。这项工作与美国外科医师学会创伤委员会(ACS-COT)的使命一致,即通过在预防、救治和康复方面做出系统的努力来改善对创伤患者的救治。有关 NTDB 数据域的详细信息,参阅 www.ntdsdictionary.org/dataelements/datasetdictionary.html。

(肖仁举 译)

## 补充阅读

Day S, Fox J, Cookman K. A survey of trauma registrars: job requirements, responsibilities, recruitment, and retention. *J Trauma Nurs*. 2012;19(1):38-43; quiz 44-45.

Hashmi ZG, Haider AH, Zafar SN, et al. Hospital-based trauma quality improvement initiatives: first step toward improving trauma outcomes in the developing world. *J Trauma Acute Care Surg*. 2013;75(1):60-68.

Moore L, Lavoie A, Sirois MJ, Amini R, Belcaïd A, Sampalis JS. Evaluating trauma center process performance in an integrated trauma system with registry data. *J Emerg Trauma Shock*. 2013;6(2):95-105.
Protetch J, Chappel D. Trauma registry data validation: building objectivity. *J Trauma Nurs*. 2008;15(2):67-71.

Walters MR, Huehl S, Fuller K. Through the looking glass: 21st century trauma registry innovations. *J Trauma Nurs*. 2006;13(3):118-121.

Zehtabchi S, Nishijima DK, McKay MP, Mann NC. Trauma registries: history, logistics, limitations, and contributions to emergency medicine research. *Acad Emerg Med*. 2011;18(6):637-643.

# 第16章 绩效改进和患者安全

本章阐述监督、评价以及创伤项目绩效改进的概念。对于创伤项目绩效改进和患者安全(performance improvement and patient safety, PIPS)项目,并没有明确的表述。然而,美国创伤外科医师学会(ACS-COT)号召每个创伤项目明确展现针对提高救治的持续监督、评估和处置过程(图 16-1)。这些绩效改进工作与医疗机构的六个医疗质量目标是一致的,那就是安全、有效、患者为中心、及时、高效和公平。

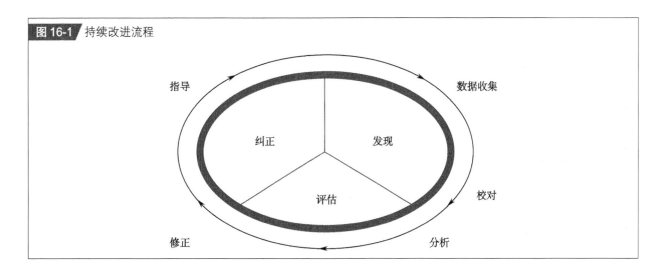

**图 16-1** 持续改进流程

## 运营理念

创伤中心应该为受伤的患者提供安全、有效且高效的救治。这样做需要不断地衡量、评估和改进救治(绩效改进)的权威性和问责性。这种努力应该尽量减少治疗的差异性并防止不良事件(患者安全)。创伤计划的这些基本要素通常被称为创伤 PIPS 项目。

创伤中心必须有一个 PIPS 项目,其中包括一个全面的书面计划。该计划勾勒了实施框架,同时明确了计划实施者和操作数据管理系统(CD 16-1)。PIPS 项目必须得到可靠的数据收集方法的支持,这些数据收集能够持续获得所需的信息,以确定改进的可能和方向(CD 15-1)。

事件识别和级别审查的过程必然导致纠正行动计划的制订,并且必须提供监测、再评估和基准测试的方法(CD 2-17)。问题解决、结果改进和安全的保证("闭环")必须通过监测、再评估、基准测试和文档记录(CD 16-2)的方法很容易地识别出来。

同行评审必须定期进行,以确保及时评审案例的数量(CD 2-18)。创伤 PIPS 项目必须与医院的质量和患者的安全相结合,并且有明确的报告结构和提供反馈的方法(CD 16-3)。此外,创伤中心应在定期进行外部评估,以验证创伤计划和创伤治疗的有效性。创伤 PIPS 项目应与局部和区域创伤系统的绩效改善工作相结合。验证过程应该是验证创伤 PIPS 项目能够有效地评估医疗的质量和安全性。

## 创伤 PIPS 项目架构

由于创伤 PIPS 项目涉及多个领域,它必须被授权去处理涉及多个学科的事件,并得到医院管理机构的认可,作为其对受伤患者最优救治承诺的一部分(CD 5-1)。必须有足够的行政支持,以确保对创伤救治的各个方面进行评估(CD 5-1)。创伤医疗主任和创伤项目主管必须拥有权威,并由医院管理机构授权该项目(CD 5-1)。虽然创伤医疗主任对创伤计划的整体功能负责,但创伤项目主管负责创伤 PIPS 项目的运作和后勤方面的工作。

## 创伤基本医疗权力评估

创伤医疗主任必须有足够的权力来确定创伤服务人员的资格,包括那些经常与创伤患者治疗相关的专业人员(CD 5-11)。此外,创伤医疗主任必须有权力根据绩效评估(CD 5-11)对创伤小组的人员进行调整。绩效评估内容应该包括从业人员的继续教育(CE)、资源利用、并发症、死亡率以及参与循证医学指南、路径和方案制订的情况。授权和资格认证在科室层面进行,医务人员的调整由该机构的董事会负责监督。

## 创伤专科联络人

同行评审委员会必须由创伤医疗主任(CD 5-25)担任主席。在一、二、三级创伤中心,普通外科的代表(CD 6-8),急诊科(CD 7-11)、骨科(CD 9-16)、麻醉科(CD 11-13)和重症医学科(CD 11-62)的创伤项目联络人,在一、二级创伤中心还包括神经外科(CD 8-13)和放射科(CD 11-39),必须被告知并积极参与创伤 PIPS 项目,参加多学科创伤同行评审委员会会议不低于 50% 的出勤率。

在有急诊颅脑损伤患者的三级创伤中心,多学科创伤同行评审委员会(CD 8-13)必须有神经外科的参与。50% 的出勤率是对专科联络人的要求,可能在众多专科其他人员中无法达到这个标准。50% 是实际的出勤率,不包括缺席的原因或其他不出席的原因。在一级和二级创伤中心,创伤医疗主任(CD 5-7)、创伤项目经理(CD 5-24)、创伤项目急诊科联络人(CD 7-12)、骨科联络人(CD 9-18)、重症医学科联络人(CD 11-63)和神经外科联络人(CD 8-14)每年必须获得 16h 或 3 年内累计获得 48h 可核查的外部创伤相关教育 [ 继续医学教育(CME 或 CE),根据学科定 ]。这些专科联络人应该帮助创伤医疗主任组织和管理每一个专科的创伤小组,为创伤救治的同行评审提供多学科的支持,并负责对他们的同事开展与他们的专业有关的医学继续教育。

## 监测人口数量

创伤中心必须证明所有的创伤患者都可以被检索到(CD 15-1)。尽管不同国家和地区对创伤患者的定义可能不同,但是推荐使用 ACS-COT 制定的"国家创伤数据标准(NTDS)"的定义(详细见 www.ntdsdictionary.org/data elements/datasetdictionary.htm)。由这些定义圈定的患者创伤数量还可以通过所有描述的创伤情况基本的数据集来补充。这个"分母"帮助量化了该机构的创伤患者数量。

## 创伤登记

创伤 PIPS 项目必须得到一个登记制度和一个可靠的数据收集方法的支持,其必须连续地获得必要的信息以确定改进的机会(CD 15-3)。创伤登记系统整合到机构信息系统中,可以进一步促进数据收集。

在一、二、三级创伤中心,创伤登记必须向国家创伤数据库(NTDB)提交所需的数据字段(CD 15-2)。所有的创伤中心必须使用一个风险控制指标体系来衡量表现和结果(CD 15-5)。一个这样的风险控制指标体系就是 ACS 的"创伤质量改进项目"(TQIP)。创伤项目和创伤外科医师的积极参与表明,他们致力于通过对适当风险调整人群的结果进行比较分析来提高绩效。而此活动对于他们的资质认证维护和绩效薪酬都是必要的。此外,它对医疗保健的价值定义至关重要:以可承受的价格提供最高质量的医疗服务。

创伤中心 PIPS 项目的主要职责是在机构内部监控和持续改进结构、过程和结果。PIPS 对机构与机构间的联系也十分重要,它能促进领导机构和参与机构间的 PIPS 进程,包括参与外部的 PIPS 活动,这些活动通常与区域或全州创伤咨询委员会联系在一起。在某些情况下,它将由一个地区最高级别的中心提供领导来建立这样的过程。各级创伤中心应在区域或全州范围内开展 PIPS 工作。

扩展 PIPS 的范畴,包括如院前和飞行人员,转运设施,以及康复治疗进行系统地评价事件同样重要。这样的过程应该超越单向的错误发现。一个具有专业双向对话功能,并且涵盖影响系统各个部分问题的论坛,对于改进是至关重要的。各级创伤中心应参与或发起多学科系统的 PIPS 过程,其中包括在其直接管辖或转诊范围内的利益相关者。一般来说,这类会议在创伤中心进行,安保措施到位的话,保密和同行保护可以得到保证。

## 绩效改进和患者安全(PIPS)

### 总则

结果好坏的差异取决于从哪种角度去审视。患者希望得到快速完整的康复,付款方关注医疗费用的多少,医疗提供者强调医疗质量。不管从何种角度,创伤项目的基本目标是提高受伤患者的救治质量。"救治质量"的概念可以用下面这个公式来表达。

$$救治质量 = \frac{流程质量 + 结果质量}{费用}$$

如前所述,救治质量可以通过提升流程质量和结果质量并降低费用来实现。这个观点在创伤项目的 PIPS 启动时是具有指导意义的。创伤中心应在救治创伤患者中始终秉承这个理念。

创伤项目的绩效评估范畴不仅包括机构指标的评估(过程评估),还包括个体医师的绩效评估(同行评审)。创伤中心表现好坏的决定因素包括可控指标(如有效性、安全性或治疗费用)和不可控指标(如损伤的严重程度或先前存在的疾病)。

### 患者安全

创伤项目应该能够保障患者的安全,减少医疗事故的发生频率和影响,并在发生错误时最大限度地恢复。这些错误的大部分不是来自个体的鲁莽行为,或者是某一特定学科的行为。更常见的是系统性的错误、进程和条件而导致错误或无法避免的错误。

为了成功地解决这些问题并改善患者的安全,对以下原则的认识是至关重要的。创伤中心应该推进医疗安全文化建设,承认创伤救治的多学科性,并激励所有的团队成员。这一努力应包括团队培训技术,以确保清晰的沟通、有效的协调,以及对创伤患者治疗中高风险或容易出错的情况的认识。创伤 PIPS 项目应与国家质量和患者安全计划类似(如果参加过的话应该会比较了解)。各种链接,包括 National Quality Forum,Institute of Medicine,Cochrane Review,Agency for Healthcare,Research and Quality,Joint Commission 等都可以在 www.facs.org/quality-programs/trauma/vrc/resources 找到。

## 临床实践指南、规范和流程

　　创伤项目应保持提供救治的一致性。为了实现这个目标，创伤项目必须使用基于证据的临床实践指南、操作方案和流程（CD 16-4）。在缺乏此类资源的领域，应根据现有的同行评审文献和临床经验和智慧，建立基于共识的机构指南。一旦实施，创伤项目应遵循其临床实践指南、操作方案和流程，并最终对其对结果产生的影响进行监测。此类活动的例子包括：

- 在大量出血的患者中使用大量输血方案。
- 颈椎的评估和损伤排除。
- 严重创伤性脑损伤的管理。
- 口服抗凝剂的逆转，抗生素给予的时间，以及开放骨折术前时间。
- 使用静脉血栓栓塞预防。
- 深静脉血栓或肺栓塞事件。

　　当前的在线资源列表可以在 www.facs.org/quality-programs/trauma/vrc/resources 上找到。

## 核心流程评价指标和结果

　　绩效改进过程的基础是监测和测量与创伤救治相关的特定过程或流程的结果，以提升有效性，提高效率或减少真实或潜在的伤害，以及改善未来的结果。过程和结果措施，又被称为"审计过滤器"，需要定义标准和度量。它们可以通过监测创伤相关的机构临床实践指南来获得。此外，需要以下页面上列出的强制性核心措施。所有的过程和结果措施必须列入创伤 PIPS 的书面计划，并且至少每年回顾和更新一次（CD 16-5）。这些措施应提交到常规的多学科创伤同行评审会议进行确认，并进一步分析造成的原因和改善的可能。

## 创伤中心必需的核心评价指标

　　A. 死亡病例回顾（CD 16-6）：所有与创伤相关的死亡病例都必须系统地审查，并且那些具有改进机会的死亡病例也被认为是需要同行审查的。

　　1. 创伤相关总死亡率。对总体、儿科（15 岁以下）和老人（大于 64 岁）创伤患者的结果进行分类如下：

　　a. 到达时死亡 /DOA（dead on arrival）（在到达时已经死亡，没有在急救部门启动额外的复苏措施）。

　　b. 死亡 /DIED（在复苏过程中死于急救部门）。

　　c. 院内死亡 /In-hospital（包括手术室）。

　　2. 死亡率采用损伤严重程度评分（ISS），如表 16-1 进行分组。

**表 16-1** 损伤严重程度评分摘要

| ISS | 人数 | 进入创伤服务机构人数 | 死亡人数 | 死亡率百分比 |
|---|---|---|---|---|
| 0 ~ 9 | | | | |
| 10 ~ 15 | | | | |
| 16 ~ 24 | | | | |
| ≥25 | | | | |
| 合计 | | | | |

B. 创伤外科医师对急诊室的响应（CD 2-9）。值班创伤外科医师对最高级别呼叫的反应必须持续监测，并对其进行记录，回顾延误的原因、可能改善的机会和纠正措施。在患者到达一级、二级创伤中心后最长反应时间是15min内，三级和四级创伤中心在30min内。

C. 启动创伤小组（Trauma team activation，TTA）标准（CD-13）。所有级别创伤中心 TTA 的标准必须进行定义并且每年进行审核。最低可接受的最高启动标准包括表16-2中的内容（附加的制度标准也可能包括在内）。

| 表 16-2 | 全面创伤团队启动的最低标准 |
| --- | --- |

- 成人的血压低于90mmHg；儿童的低血压
- 颈部、胸部、腹部或肘/膝关节的近端枪伤
- 由创伤造成的格拉斯哥昏迷评分得分低于9分的患者
- 从其他医院转来，需要输血来维持生命体征的患者
- 从现场转移来的插管患者
- 有呼吸困难或需要建立紧急气道的患者
  - 包括从其他医疗机构转来的有进行性呼吸困难的患者（不包括在其他医疗机构已经插管的患者，因为从呼吸的角度看目前是稳定的）
- 急救医师的自由裁量权

D. 所有的 TTA 必须分级分类并进行量化分析，见表16-3（CD 5-14，CD 5-15）。

| 表 16-3 | 创伤小组启动 |
| --- | --- |

| 级别 | 启动数量 | 总启动数量百分比 |
| --- | --- | --- |
| 全面启动 | | |
| 有限启动 | | |
| 会诊 | | |
| 直接收治入院 | | |

E. 监督并明确创伤外科医师对其他级别的 TTA 响应时间以及后备队员响应时间。出现问题的要记录在案并回顾分析延迟的原因，改进的可能和纠正的措施（CD 5-16）。

F. 对于那些时间敏感性强的伤员（比如硬膜外血肿，开放性骨折和血流动力学不稳定的骨盆骨折）的会诊反应时间必须确定并监测（CD 5-16）。出现问题的要记录在案并回顾分析延迟的原因，改进的可能和纠正的措施。

G. 潜在的在分诊时高估或低估的病例要每月进行回顾总结。确定这些病例的简单方法是采用矩阵法分析患者伤情严重程度与启动级别之间的差异性。需要最高级别启动的严重创伤由当地中心定义，通常由现成的创伤注册系统数据生成。ISS 大于15分但是没有启动最高级别 TTA 的病例需要进行深度回顾。其他可定义为严重创伤的因素者包括：起始复苏阶段就需要输血或插管，直接收入 ICU、需急诊手术或介入手术止血，以及需要颅内压监测。高估或低估的创伤病例需要进行回顾分析。这个比例需要每个季度进行回顾（CD 16-7）。图16-2提供了一个计算高估和低估率的方法。

H. 所收治的创伤患者（根据 NTDS 定义）接受非手术治疗高于10%（一级、二级、三级：CD 5-18）。

$$百分比 = \frac{收治创伤患者接受非手术治疗人数 \times 100}{总收治创伤患者人数}$$

图 16-2 用于计算检伤分类比率的矩阵法

| | 非严重创伤 | 严重创伤 | 合计 | 高估比例<br>A/C × 100 |
|---|---|---|---|---|
| 最高级别的TTA | A | B | C | |
| 中级别的TTA | D | E | F | 低估比例=<br>（E+H）/（F+I）× 100 |
| 无TTA | G | H | I | |

创伤中心收治超过 10% 不需要手术治疗的患者时必须对入院标准进行评估：

1. 创伤会诊的数量_____

2. 其他外科会诊的数量_____

3. 致伤机制（mechanism of injury, MOI）为高处坠落的数量_____

4. MOI 为溺水、中毒或上吊的数量_____

5. ISS 评分 9 分或更低且不符合第 3、第 4 条的患者数量_____

所有接受非手术治疗的创伤患者都应接受个别病例检查，以确定非手术治疗的理由、不良结果和改进的机会。

I. 儿童（14 岁以下）的创伤救治。

1. 创伤中心每年收治至少 100 名儿童创伤患者，需要制订一个针对儿童的 PIPS 项目（CD 10-6）。

2. 创伤中心每年收治不到 100 名儿童创伤患者，必须检查每一个病例的及时性和恰当性（CD 10-6）。

3. 额外的儿童创伤救治相关的核心措施（选择一个或多个）：

- 实质脏器损伤的处理。
- 头部损伤的结果。
- 儿童的复苏方法（液体）。
- 深静脉血栓形成预防。
- 儿童虐待的评估。
- 使用侵入性监测。
- 辐射暴露。
- 疼痛管理。
- 儿科医师 / 儿科专家的参与。

J. 紧急转出（CD 9-14）。所有在急性期患者住院期间转入其他创伤中心，紧急救治医院或专科医院（例如，烧伤中心、移植中心或儿童创伤中心），需要心脏旁路移植或者相关专业人员又无法提供时必须接受个案审查以确定转院是否合理，救治是否妥当和有无改进的机会。患者转入其他医疗机构后应继续进行随访，并作为病例回顾的一部分。

K. 三级创伤中心（CD 7-3）的急救医师在岗在位情况。

任何情况下，急诊科脱岗必须回顾当时创伤患者在急诊科时人员的反应时间和救治合理性。

L. 创伤中心的分流工作时间必须定期监测、记录和报告，包括启动分流政策的原因（CD 3-6），不得超过 5%。

$$百分比 = \frac{分流小时数 \times 100}{每年\ 8\ 760\ 小时}$$

这包括通过紧急医疗服务（EMS）从基层转来和无法接受院间转运的患者。

M. 在三级创伤中心要有适当的神经外科治疗（CD 8-9）。所有神经损伤的病例都必须进行常规监测，任何未转移到较高水平的病例，都必须接受个别病例的检查，以便及时反应和适当治疗。

- 所有因神经外科医师无法获得而需要转诊或后送患者的病例都必须被重新检查。
- 神经创伤治疗应该定期评估，以符合脑创伤治疗指南（见第八章，临床功能：神经外科）。

N．麻醉服务的可用性（CD 11-4，CD 11-7，CD 11-16，CD 11-18）。

- 麻醉服务（包括急诊科，重症监护室，麻醉科和麻醉恢复室）必须提供给创伤救治。
- 由于缺乏手术室及麻醉支持而延误创伤患者手术治疗的，需要确定延误的原因、不利的结果和改进的可能。

O．手术室不可用的情况必须进行监控（CD 11-16，CD 11-18）。任何因手术延误造成的重大事故或不良后果，都必须经过审查，分析延误的原因并寻求改进的机会。

P．手术室和麻醉恢复室人员在创伤中心外（CD 11-16，CD 11，CD 11-25）的反应时间，必须常规监测。任何超过机构公认的反应时间和／或造成不良结果的相关案例，都必须经过审查，分析原因并寻求改进的机会。

Q．放射学报告与实际结果有偏差（CD 11-32，CD 11-37）应该按照 RADPEER 或相似的标准（说明所采用评分指标）来分类。

$$误诊百分比 = \frac{影像学报告偏差 \times 100}{所有影像报告}$$

放射学报告误诊率应该常规监测并与放射科进行沟通。典型病例应该分析误诊原因、产生的不良后果并寻求改进的机会。

R．创伤中心外的反应时间：计算机断层扫描（CT）专家（30min）、磁共振成像（MRI）专家（60min）、介入放射团队（30min）（CD 11-29，CD 11-30，CD 11-32，CD 11，CD 11-33，CD 11-34，CD 11-35，CD 11-36，CD 11-37，CD 11-46）。必须定期对这些时间进行监控，任何超出公认时间的情况，产生重大延误或不利结果相关的情况，都必须经过审查并寻求改进的机会。

S．在组织机构内救治等级的提升（CD 16-8）。这些提升必须进行常规的监测，并且必须对病例进行审查，以确定等级提升的理由、不利的结果和改进的机会。

T．实质器官捐献率（CD 16-9）。这一比率必须每年定期监测和评估。所有根据当地法律定义为脑死亡的创伤者应当汇报给器官捐献管理机构。

$$器官捐献率 = \frac{器官捐献数 \times 100}{脑死亡汇报总数}$$

没有汇报的病例应被审查，回顾理由并寻求改进的机会。

U．创伤注册（CD 5-6）。在出院后 2 个月内完成的登记记录的百分比应该被确定（最低标准为80%）。

V．多学科创伤同行评审委员会的出席率（一级、二级和三级创伤中心，CD 5-10，CD 6-8，CD 7-11，CD 9-16，CD 11-13，CD 11-62；一级和二级，CD 8-13 和 CD 11-39）。创伤医疗主任、每一位普通外科医师和各专业联络人，出席率应达到 50% 或以上。50% 的出席率是针对联络人设定的，但是对其他专业医师不做要求。这是实际的出席率，不包括请假缺席和其他原因缺席的。

## 其他需要被要求统计的项目核心指标

A．创伤中心收治量（CD 2-4），见表 16-4。对于一级创伤中心的患者量要求在第 2 章中讨论过。然而，对于所有级别的创伤中心更重要的是了解收治伤员的类型分布。

B．创伤中心医疗费用支付类型（表 16-5）。根据费用支付类型可将创伤患者分为不同类型，可以根据支付类型分与治疗的关系分析不同支付类型对治疗影响优缺点。

**表 16-4** 收治量

| 科室 | 收治数量 |
|---|---|
| 创伤科 | |
| 骨科 | |
| 神经外科 | |
| 其他 | |
| 外科 | |
| 烧伤科 * | |
| 非外科 | |
| 总数 | |

\* 已经被创伤服务处理过的烧伤患者同时符合其他纳入标准的,如住院时间,应被纳入创伤登记并作为总体创伤人口计数。转到外部创伤中心的烧伤患者或在中心内部得到烧伤治疗服务的不应该被创伤登记并作为创伤人口计数

**表 16-5** 医疗费用支付类型

| 主要支付方式 | 所有患者比例（%） | 创伤患者比例（%） |
|---|---|---|
| 商业 | | |
| 蓝十字或蓝盾 | | |
| 医疗保险 | | |
| 医疗补助计划 | | |
| 工伤保险 | | |
| 无过错汽车保险 | | |
| 其他政府补助（例如：军队医疗保险） | | |
| 自费 | | |
| 不收费（其他特殊理由） | | |
| 其他 | | |

C. 一级创伤中心必须满足收治量的要求（以下几条之一）:
- 每年收治至少 1 200 名创伤患者。
- 收治至少 240 名 ISS 大于 15 分的重伤患者。
- 有创伤收治服务。

D. 老年创伤（65 岁以上）
- MOI 收治量＝从站立高度摔倒。
- 单纯髋部骨折的数量应包括在创伤登记数据中。
- 对老年患者的特殊考虑（团队组成和救治方法）。
- 抗凝逆转。
- 舒适 / 姑息治疗。

E. 骨科手术
- 每年的骨盆和髋臼手术的病例数量。
- 骨盆和髋臼的患者转出的数量。
- 股骨骨折切开复位,内固定的时间。
- 所有的开放性骨折清创时间。

- 对所有开放性骨折的静脉使用抗生素的适当性和时机。

F. 血库

- 大量输血方案（massive transfusion protocol，MTP）的周转时间。
- 使用目标导向的组件治疗的周转时间。

G. 烧伤患者（如果不是烧伤中心）

- 直接收治烧伤患者的数量。
- 转入烧伤患者的数量。
- 转出烧伤患者的数量。

H. 脊柱损伤患者

- 收治脊柱损伤的患者数量。
- 与脊髓损伤有关的神经功能缺失的患者数量。
- 转入脊柱和／或脊髓损伤的患者数量。
- 转出脊柱和／或脊髓损伤的患者数量。

I. 其他（例子）

- 与机械通气相关的不良事件。
- 手术部位感染。
- 静脉血栓栓塞事件。
- 压疮性溃疡发生率。

其他潜在绩效评估指标见表 16-6。

**表 16-6** 其他推荐的结果评估指标

| 死亡率 | 指标 |
|---|---|
| 修正的创伤中心死亡率 | 创伤相关死亡人数（DOA 除外）÷总创伤入院人数 |
| 修正的创伤服务死亡率 | 创伤服务死亡人数（DOA 除外）÷创伤服务人数 |
| ED 创伤死亡率 | 急诊科创伤相关死亡人数÷总创伤相关死亡数 |
| 尸检率 | 尸检数量÷创伤死亡人数 |
| 有改进机会的死亡病例 | 对个人或系统错误提出了改进措施，这些错误在个体和多数案例中都很明显。 |
| 没有改进机会的死亡病例 | 提出改进措施，在死亡病例中没有发现明显的个人或系统错误 |
| 死亡／并发症（见 NTDS 的定义 www.facs.org/quality-programs/trauma/vrc/resource） | 指标 |
| 创伤中心并发症率 | 并发症数量÷创伤入院人数 |
| 创伤服务并发症率 | 并发症数量÷创伤服务人数 |
| 特殊并发症率 * | 特殊并发症数量÷创伤入院人数 |
| LOS | 指标 |
| 总 EMS 时间 | EMS 到达医院时间 - 派车出发时间 |
| 总 EMS 现场时间 | EMS 到达医院时间 - 到达现场时间 |
| 医院 LOS | 出院时间 - 入院时间 |
| 急诊科 LOS | ED 处置或转出时间 -ED 到达时间 |
| ICU LOS | 在 ICU 停留的总天数（所有阶段） |
| 机械通气时间 | 呼吸机支持呼吸的天数 |

DOA，到达时已死亡患者；ED，急诊科；EMS，急救医疗服务；ICU，重症监护室；LOS，停留时间；NTDS，国家创伤数据库

\* 修正率包括用"复苏无反应"作为描述的 DOA（详见专业术语定义）

除了普通创伤评估指标之外，还有检查特定部门或系统反应的机会。表 16-7 给出了一些潜在的与放射相关的绩效改进指标。

| 表 16-7 放射科的潜在绩效改进指标示例 |
| --- |
| 与结果比较影响诊断的准确性 |
| 初步和最终诊断报告的及时性 |
| 按美国放射学会合理性标准的影像使用合理性 |
| 介入操作质量保证 |
| 对危重症患者检查流程的及时性 |
| 放射技术人员的可获得及时性 |
| 采用恰当的影像检查方法 |
| 对创伤患者采用适合的治疗和监护 |

除了监测临床绩效之外，创伤中心还被鼓励评估他们自身对整个创伤系统的发展、维持和进化的贡献。虽然创伤系统的许多属性都超出了创伤中心的直接控制和影响，但有一些系统参与、支持和领导的具体措施。

- 创伤项目成员可以参与地区和国家领导岗位。
  - 创伤医疗主任。
  - 创伤项目经理。
  - 创伤注册员。
  - 创伤预防协调员。
  - 绩效改进协调员。
- 对下级转诊机构及 EMS 机构的后续反馈报告比例。
- 与外部机构（EMS，第一反应机构，创伤预防，灾难相关机构）和部门（转诊和辅助部门）在多学科的同行评审中的参与程度。
- 参与创伤系统建设并引起政府（市、县和州）的支持的可查阅的公开信息、媒体事件。

## 事件识别与回顾

必须有足够的机制来识别创伤 PIPS 项目（CD 16-10）所需要的事件。这些事件可以从各种来源同时进行，包括（但不限于）个别人员报告、早交班报告或每日经过（daily sign-outs）、病历摘要、注册表监视、实际救治与标准流程的差异（pathway and protocol variances），以及患者关系（patient-relations）或风险管理。

### 回顾等级

一旦确定了事件，创伤 PIPS 项目必须能够确认并验证该事件（CD 16-11）。创伤项目经理或设计人员通常执行该职能。这个过程构成第一个层次的审查，或者称为初级审查（primary review）。在某些情况下，在这个级别上的审查可能会有即时的反馈和解决方案。即使在初级审查过程中解决了事件，其过程也应该被记录下来作为持续监控和趋势分析的依据。

需要进一步调查的事件应以系统的方式与创伤医疗主任或设计人员一起进行审查。这个过程构成一次二级审查。它应该包括对医疗记录的相关部分的审查，对所有相关人员的确认，对事件发生时间表的回顾，以及对所有其他相关文件的审查，包括尸检报告（如果有的话）。因此，创伤项目应该与负责当地的法医或验尸官建立合作关系。在完成此审查之后，如果能立即得到反馈和解决方案，那么事件就可以得到解决。如果没有，应该考虑多学科委员会审查，包括同行评审（下文将会描述）或其他一些合适的绩效改进方法，以进行进一步的分析和事件解决。

接下来的一步是三级审查——一个多学科的审查过程。多学科审查的目标如下；①审查创伤中心提供治疗的疗效、效率和安全性；②提供主题教育；③提供同行评审。这些活动可以用不同的形式完成，具体取决于某一中心的创伤患者的数量，以及医院质控计划结构下的创伤绩效改进计划。此外，这种基于案例的学习活动对于所有相关人员来说都是至关重要的。

有时，由医院质量控制委员会或外部同行评审的季度审查是有必要的。该审查可能涉及对特殊病例的检查或简单地验证 PIPS 过程。图 16-3 以图形的方式描述了评审的级别。

### 院前创伤 PIPS 委员会

所有的创伤中心都应该与那些常规运输或转移患者的院前机构进行接触。院前创伤委员会的目的是确保在院前机构和创伤中心之间有一个相互交流的平台，其交流主题有院前患者的救治、交接程序（time out）、系统问题如无线电/手机通信、联合规划和操作以及人员问题（院前和在院）等。

### 死亡和并发症审查

所有的创伤死亡和意外结果都应该进行传统的死亡和并发症审查。这一初步检查有助于过滤需要进行额外检查、审查、讨论和干预的病例。死亡和并发症审查经常向多学科的创伤同行审查委员会提供病例报告。这种死亡和并发症审查通常由同行专家进行直接闭门审查。

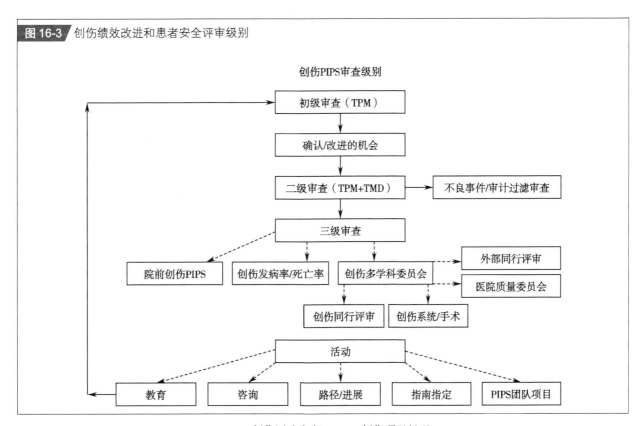

**图 16-3** 创伤绩效改进和患者安全评审级别

TMD，创伤医疗主任，TPM，创伤项目经理

绩效改进和患者安全

## 多学科创伤系统/运营委员会

必须有一个处理创伤项目运营事件的流程（CD 16-12）。一般来说，这个功能是由一个多学科的创伤系统/运营委员会来完成的，该委员会负责检查创伤相关的医院手术，并包括各个阶段为创伤患者提供的治疗。除医师外，本委员会还可包括院前人员、护士、技术人员、行政人员及其他辅助人员。该委员会应至少每季度召开一次会议，但可能需要每月一起审查运营绩效事件。文档（纪要）反映了运作事件的回顾，在适当的时候，分析和提出纠正措施（CD 16-13）。

## 多学科创伤同行评审

创伤患者的治疗应首先由各专科通过其内部的 PIPS 进行评估。死亡数据、不良事件和问题趋势，以及涉及多个专业的特殊病例，必须进行多学科创伤同行评审（CD 16-14）。

这一过程可以多种形式完成，但必须有创伤医疗主任（CD 5-10）、值班组的普通外科医师和来自急诊医学、骨科、神经外科、麻醉科、重症医学科和放射科（一级、二级和三级创伤中心，CD 6-8，CD 7-11，CD 9-16，CD 11-13，CD 11-62；一级和二级，CD 8-13 和 CD 11-39）的参与和领导。这个会议应该每月举行一次，但是频率应该由创伤医疗主任根据 PIPS 项目的需要确定。委员会的每一位成员必须参加至少 50% 的多学科创伤同行评审委员会会议（CD 16-15）。会议可以通过电话会议或视频会议的形式开展。50% 的出席率是针对特定的医师联络人的标准，其他提供创伤服务的专科人员并不做此要求。它指的是实际的出勤率，不包括事假和其他原因的缺席。

在理想情况下，其他普通外科医师和其他与创伤有关的专业的非联络人都应该参加多学科创伤同行评审会议，当讨论他们所参与的病例时。当这些普通的外科医师不能参加多学科创伤同行评审会议时，创伤医疗主任必须确保他们接受并认可在多学科创伤同行评审会议中产生的重要信息以结束讨论（CD 16-16）。这种信息的传播可以通过创伤医疗主任和相关外科医师之间的个人会面，或者通过其他形式的文件记录来实现。会议记录和其他的同行评审活动的记录应该被详细如实地记录下来。创伤中心的工作人员应该熟悉并遵守国家医学同行评审的法规，并提供同行评审文档。

### 决策

多学科创伤同行评审委员会必须系统地评估与非预期结果相关的死亡、重大并发症和过程差异，并确定改进的机会（CD 16-17）。此外，委员会应以一种与创伤中心机构的绩效改进计划相一致的方式来确定这些事件的定义和分类。采用双方达成共识的命名法则让机构范围内所有的 PIPS 项目有机融合。基于这一审查过程，治疗的适当性和及时性都应该被审查，确定并记录整改措施（例如，判断、技术、治疗或沟通上的错误，以及评估、诊断、技术或治疗的延误）。当一个错误可以归因于一个有证的从业人员时，应该考虑使用部门或机构的正式医学同行评审过程。

关于死亡类型的附加信息请参考 www.facs.org/quality-programs/trauma/ vrc /resourses。

### 改进措施

当发现改进的机会时，必须制订、实施适当的改进措施以减轻或预防类似的未来不良事件，并详细记录于创伤 PIPS 项目中（CD 16-18）。改进措施的例子包括以下：

- 指南、方案或路径制订或修订。
- 目标教育（例如：教学查房，会议，文献汇报）。
- 附加或增强的资源。
- 咨询。
- 同行评审报告。

- 外部审查或咨询。
- 持续的专业实践评估。
- 从业者权限的变更。

改进的机会通常是系统相关的和跨学科的。纠正措施的划定可能是复杂的,并且会影响多个部门和服务机构。充分的审查可能要求医院质量委员会对事件、部门和/或机构的医学同行评审程序进行根本原因分析,或者外部审查。在所有的情况下,这些评论的结论和结果应该被记录下来,并且可以提供给创伤医疗主任和项目经理。

### 解决事件(关闭循环)

有效的绩效改进表明,通过持续的监测和评估,纠正措施已经达到了预期的效果。这个过程被称为"关闭循环(closing the loop)"。一个有效的绩效改进计划通过清晰的文档说明,确定改进的机会,制订特定的干预措施,从而导致情况的改变、类似的不良事件不再发生(CD 16-19)。这些干预措施的有效性应持续重新评估,以确定这些修订是否改善了救治的过程或结果。持续系统地使用一项标准 PIPS 流程是不断地改进创伤患者救治的承诺。

## 其他信息

PIPS 的方法、语言和概念都在不断地发展。有兴趣发展和进一步完善创伤绩效改进过程的创伤项目工作人员应该参加由创伤护理协会(Society of Trauma Nurses)举办的创伤结局和绩效改进课程(Trauma Outcomes and Performance Improvement Course,TOPIC)(见 www.traumanurses.org)。

(李　阳 译)

## 补充阅读

Berg GM, Acuna D, Lee F, Clark D, Lippoldt D. Trauma performance improvement and patient safety committee: fostering an effective team. *J Trauma Nurs*. 2011;18(4):213-220.

Calland JF, Nathens AB, Young JS, et al. The effect of dead-on-arrival and emergency department death classification on risk-adjusted performance in the American College of Surgeons Trauma Quality Improvement Program. *J Trauma Acute Care Surg*. 2012;73(5):1086-1091.

Esposito TJ, Sanddal T, Sanddal N, Whitney J. Dead men tell no tales: analysis of the use of autopsy reports in trauma system performance improvement activities. *J Trauma Acute Care Surg*. 2012;73(3):587-590.

Evans C, Howes D, Pickett W, Dagnone L. Audit filters for improving processes of care and clinical outcomes in trauma systems. *Cochrane Database Syst Rev*. 2009;4:CD007590.

Institute of Medicine. *Crossing the Quality Chasm: A New Health System for the 21st Century*. Washington, DC: Institute of Medicine; 2001.

*To Err Is Human: Building a Safer Health System*. Washington, DC: Institute of Medicine; 1999.
*The Future of Emergency Care in the United States Health System*. Washington, DC: Institute of Medicine; 2005.

Ivatury RR, Guilford K, Malhotra AK, Duane T, Aboutanos M, Martin N. Patient safety in trauma: maximal impact management errors at a level I trauma center. *J Trauma*. 2008;64(2):265-272.

Juillard CJ, Mock C, Goosen J, et.al. Establishing the evidence base for trauma quality improvement: a collaborative WHO-IATSIC review. *World J Surg*. 2009;33:1075-1086.

Khuri SF, Henderson WG, Daley J, et al. The patient safety in surgery study: background, study design, and patient populations. *J Am Coll Surg*. 2007;204(6):1089-1102.

Nathens AB, Cryer HG, Fildes J. The American College of Surgeons Trauma Quality

# 第17章 教育与延伸

创伤中心是重要的社会医疗团体及区域性资源。创伤中心除了提供患者救治服务之外,还是重大伤害治疗管理中的专业知识以及公共安全等相关专业信息来源。推广教育是创伤中心服务的一个组成部分,旨在通过公共和专业的信息传播以及简化创伤中心临床和教育资源获取方式来帮助改善创伤的结果并预防伤害。推广教育的宣传方案组成部分可能包括公众意识和预防伤害教育,或通过提供课程、讲座、会议、访问项目、网站、通讯、立法宣传等方式进行专业教育。科普教育和推广方案的内容及范围取决于特定地区的各种因素,包括人口规模、创伤中心的类型和水平以及区域所需和拥有资源的程度。不管如何,所有有资质的创伤中心都应该致力于公共和专业教育的推广(CD 17-1)。一级和二级中心还必须提供一些转诊和获得创伤中心资源的方法和途径(CD 17-2)。

## 公共教育

创伤中心专业人员参与公共教育,以加强预防工作,传播创伤系统的意识以及如何使用这些系统,并为公共政策变革提供支持是非常重要的。公众及其具有伤害知识的当选代表,可以促进对疾病实体态度的改变以及提高对伤害预防的认识。那些以提高对可治疗损伤疾病和潜在可预防的健康问题的认识,以及积极的公共教育计划对纠正这与创伤相关的活动和计划通常资金不足的缺陷至关重要。立法和媒体宣传也可能有助于提高对伤害的认识和创伤系统在治疗和预防中的作用。创伤中心应该积极支持建设性的公共政策举措。

预防伤害是减少死亡和残疾的最合理的方法。许多针对伤害预防的公共教育项目在当地和全国都有意义。损伤预防工作和立法保障同时开展时,死亡率和残疾率会有所下降。例如,在禁止酒驾、强制安全带以及自行车和摩托车头盔使用等方面。某些新伤害预防教育方案在许多领域取得了成功,同时重点关注吸毒和酗酒以及预防枪支暴力。

公众对创伤系统或创伤中心以及如何初步应用创伤急救知识可能是救生和保肢的保障。但早期运用急救知识救治受伤患者的重要性不能被过度强调。当公众具有院前系统的急救途径意识时,这时早期介入救治伤员可能是最好的。

急救课程和心肺复苏(气道技能)课程向非专业人员讲授基本的急救管理原则。对课程内容为简单的救生和保肢技巧以及如何避免患者二次伤害的良好教育计划,往往需要加强任何创伤系统的建设。许多组织都有这些类型的方案可用,并欢迎这些组织积极参与到创伤中心的建设和创伤系统人员培训中来。

## 专业教育和训练

在医学院、护理学院、院前培训和其他专职医疗培训计划中有对创伤救治原则进行了介绍。高级创伤生命支持(ATLS®)课程和类似的教育计划已经成为医疗卫生专业人员的基本创伤教育工作学习的内容。ATLS® 课程的独特教育设计为受伤患者在初始治疗阶段提供了必要的信息和技能支持。该课程已经在所有环境中进行课程实践,因为它提供了一种可供创伤小组所有成员使用的"语言"。这门课程通过美国外科医师学会创伤分委员(ACS-COT)认可,可以在全国和国际上使用。ATLS® 课程面向医师和其他高

# 第17章
教育与延伸

级从业者；创伤评估与管理（trauma evaluation and management，TEAM）课程是面向医学学生的课程，把 ATLS® 相关概念在临床学习期间介绍给他们。

有些课程已经为院前人员 [ 院前创伤生命支持（Prehospital Trauma Life Support，PHTLS®）和国际创伤生命支持（International Trauma Life Support，ITLS©）]，飞行护士 [ 运输护士高级创伤课程（Transport Nurse Advanced Trauma Course，TNATC）] 和急救和创伤护士 [ 创伤护理核心课程（Trauma Nursing Core Course，TNCC™）和高级创伤救治护理课程（Advanced Trauma Care for Nurses，ATCN）] 等提供服务。PHTLS©、TNATC 和 ATCN 课程与 ATLS® 紧密相关。TNCC™ 计划为急诊科护理人员提供护理指导和技能理论。ATCN 课程包含 ATLS® 部分相同的内容，专门为救治创伤患者的护士设计的专门技能站。住院医师教育、创伤奖学金以及研究生课程都可从这些方案的显著价值中受益。复苏后创伤护理（Trauma Care After Resuscitation，TCAR）课程也适用于急救护理，重症监护和围手术期护士工作。该课程可用于成人、小儿和新生儿重症监护护士（Pediatric and Neonatal Critical Care Nurse，CCRN®）和急诊护士（certified emergency nurse，CEN®）的认证，同时也可对于重症监护护士资格进行认证。

住院培训计划在创伤系统中是非常必要的。美国外科学会创伤委员会（ACS-COT）认识到虽然住院培训计划为创伤中心提供了服务，但是教育经验应该是主要的关注点。住院医师培训计划应强调直接监管，以及由专门从事外科的具有兴趣和专业知识的外科医师来教导学员。支持创伤 / 外科重症监护 / 急诊手术的住院医师培训计划和研究的创伤中心应该有一个清晰的书面课程，以便在创伤项目中培养学员的专业知识和适当的学员监管。此外，还应向学员介绍创伤知识服务，每周至少举行一次由创伤专科医师主持的学习会议。学术医疗中心或大学医院的创伤中心也应该为学员、研究人员和普通外科医师提供创伤教学与技术高级课程。这些课程的例子包括高级创伤手术管理 ®（Advanced Trauma Operative Management，ATOM®）和高级创伤暴露手术技巧 ®（Advanced Surgical Skills for Exposures in Trauma，ASSET®）课程。

所有开始轮转创伤中心的学员应该至少参加一次由创伤外科医师主持的有关创伤服务组织的教育会议。另外，创伤计划应该制订一个全面的住院医师创伤课程。成功完成 ATLS® 课程即可满足此培训要求。一级创伤中心必须为高年资住院医师提供创伤手术的学习时间（临床 PGY 4-5），这是参加研究生医学教育认证计划认证委员会（CD 17-3）的一部分。对于儿科一级中心，外科住院医师的学习时间应该包括临床 PGY 3（CD 10-27）。在一级创伤中心，对研究生的培训和教育应该包括急诊医学和其他外科专业的住院医师项目。它还能提供一个符合美国创伤外科协会（American Association for the Surgery of Trauma，AAST）教育要求的急诊外科奖学金。

除 ATLS® 之外，继续医学教育（CME）计划对维持和提高临床知识和技能至关重要。应积极与其他机构开展合作，这样会使现有的教育项目增加，而且减少重复的教育项目。护士研究生创伤教育项目也是十分必要的。护士、中级职称医师和其他专职医疗人员应接受初次创伤和创伤后康复的专项教育，确保其高水平的能力。对于在急救部门和创伤重症监护室等重要部门工作的护士，应提供更多级别的培训和认证（TNCC™，CCRN®）。在一级、二级和三级创伤中心，医院必须为参与创伤救治的护士提供创伤相关的教育课程（CD 17-4）。

所有创伤中心都应该进行多学科教育。绩效改进和患者安全（PIPS）计划应该是教育项目中重要的组成部分。内部教育计划是向创伤小组提供信息的有效手段。理想情况下，内部教育计划应该以内部 PIPS 过程中所确定的问题为基础，并且可以提供另一种创伤教育方法，而无需外部正式 CME 的差旅费等。这样的课程可以采取讲座、小组讨论、视频会议、文献俱乐部等形式，或者在模拟环境中进行事件再造活动。应对这些内部计划的参与过程进行记录，并纳入创伤提供者的认证过程。创伤中心应该提供资金来促进内部和外部的教育计划。

在创伤中心，创伤小组（CD 17-5）中的所有普通外科医师（CD 6-10）、急诊科医师（CD 7-14）和中层提供者（CD 11-86）都需要至少一次成功地完成 ATLS® 课程。希望外科医师都保持最新的 ATLS® 状态，并作为 ATLS® 课程导师参与其中。参与救治受伤患者的外科医师也可以作为学生和导师参与高级创伤技能培训。虽然这种高级培训可以通过多种方法来完成，但 ACS-COT 已经开发了两门可以用来满足这种需求的正式课程。如前所述，ATOM® 和 ASSET® 课程，是教授手术创伤管理和暴露高级原则的辅助课程。

创伤小组的所有成员都应该了解创伤救治的最新实践，这一点很重要。外部 CME 是保持更新的推荐方法。内部教育计划为创伤计划提供了关注的具体项目或机构教育的需求。内部教育计划应该使用 PIPS 过程来确定案例学习的机会。创伤主任（CD 5-7）与来自神经外科（CD 8-14）、骨科（CD 9-18）、急诊医学（CD 7-12）和危重病护理（CD 11-63）的联络代表必须平均每年增加 16 小时，即 3 年内增加 48 小时的创伤相关的 CME。

由来访的教授或受邀的演讲者提供的项目被认为是外部的 CME。普通外科（CD 6-11）、神经外科（CD 8-15）、骨外科（CD 9-19）、急诊医学科（CD 7-13）和护理（CD 11-64）的其他专业人员也必须了解创伤救治的知识和现状。这个要求可以通过记录平均每年获得 16 小时创伤相关 CME 或者通过证明参与由创伤程序和专业联络人根据实践为基础的学习原则进行的内部教育过程。鼓励参与创伤护理的其他专家定期参与创伤相关的 CME 活动。

可以使用内部教育项目来满足 CME 对普通外科、急诊医学、危重病护理、神经外科、骨科的其他专家小组成员的要求。例如，可接受的内部教育活动包括对创伤相关话题的陈述或讨论，在以下的环境：在职讲座、教育会议、会诊讲座、内部的创伤研讨会，或会议中获得的信息的内部出版和传播，或同行评审的出版物。通过内部 CME 过程获得的总小时数应该在功能上相当于 16 小时的 CME。

## 延伸：参与创伤中心的区域创伤救治和教育

延伸包括向一个地区内的机构，代理机构和个体提供创伤中心的专业知识，信息和领导力，以改善对受伤患者的救治。一个良好的延伸项目允许创伤中心作为区域资源，为患者和提供者的利益。扩大服务范围项目如下：

- 通过传播知识和专业知识来改善严重创伤的区域救治结果。
- 与区域机构、组织和提供者一起参与改进区域创伤救治系统。
- 促进获得创伤中心资源（例如教育和 / 或预防项目，绩效改进，咨询和推荐）。
- 支持区域设施和创伤救治人员的教育计划。
- 在地方和区域层面倡导旨在预防创伤的立法工作。

扩大服务活动的范围取决于区域救治系统内的许多因素。例如，这些活动包括参与市、县或国家创伤咨询或计划委员会，以及参与区域、多机构同行评审委员会。除了提供教育之外，正如前面所描述的，创伤中心作为他们的扩大服务范围项目的一部分，也应该支持其他地区医院或机构提供创伤的教育项目。这种支持可能包括访问讲座和参加校外 ATLS®，PHTLS®，TNCC ™，ATCN 或其他教育服务。农村创伤小组发展课程特别为我们提供了一个很好的机会，转诊的医师和接收患者的创伤外科医师在分享基本复苏原则的同时进行交流和互动。

包括创伤中心和非创伤中心在内的区域医疗机构，应有机会接触大型创伤中心的工作人员进行不同目的的咨询：①逐个病例改进和提高救治，包括转诊、转运和后续救治；②加强机构绩效改进活动，包括协议制订；③促进对创伤中心项目的适应，包括对其他地区机构的 PIPS 和预防。区域转诊创伤中心（通常是一级和二级中心）是促进这种接触的责任主体。创伤中心也应该促进救治质量的提升和救治连续性的改进，在转诊或转运的情况下，为转诊和接收方提供良好的沟通，以及制订适用于转诊和转回的指导原则。

（彭 磊 译）

## 补充阅读

American College of Surgeons Committee on Trauma. *Advanced Surgical Skills for Exposures in Trauma*°. Chicago, IL: American College of Surgeons; 2010.

———. *Advanced Trauma Life Support*° *for Doctors*. 9th ed. Chicago, IL: American College of Surgeons; 2012.

———. *Rural Trauma Team Development Course*©. 3rd ed. Chicago, IL: American College of Surgeons; 2010.

Casey MM, Wholey D, Moscovice IS. Rural emergency department staffing and participation in emergency certification and training programs. *J Rural Health*. 2008;24(3):253-262.

Jacobs L, Gross R, Luk S. *Advanced Trauma Operative Management: Surgical Strategies for Penetrating Trauma*. 2nd ed. Woodbury, CT: Ciné-Med; 2010.

Liu BC, Ivers R, Norton R, et al. Helmets for preventing injury in motorcycle riders. *Cochrane Database Syst Rev*. 2008;23(1):CD004333.

McDonald EM, MacKenzie EJ, Teitelbaum SD, et al. Injury prevention activities in U.S. trauma centers: are we doing enough? *Injury*. 2007;38(5):538-547.

Sise MJ, Sise CB. Measuring trauma center injury prevention activity: an assessment and reporting tool. *J Trauma*. 2006;60(2):444-447.

Spinks A, Turner C, Nixon J, McClure RJ. The "WHO Safe Communities" model for the prevention of injury in whole populations. *Cochrane Database Syst Rev.* 2009;8(3):CD004445.

Stafford RE, Dreesen EB, Charles A, Marshall H, Rudisill M, Estes E. Free and local continuing medical education does not guarantee surgeon participation in maintenance of certification learning activities. *Am Surg*. 2010;76(7):692-696.

# 第18章 预　　防

尽管创伤中心与创伤体系经历了几十年的发展，创伤仍然是这些年来潜在寿命损失年数（years of potential lives lost，YPLL）的主要原因，并且每年都造成数以百万计美国人的终身残疾。非意外伤害和意外伤害造成的创伤所消耗的整体成本每年正向 5 000 亿美元迈进。创伤的医疗费用占国家卫生保健支出的 12%。由此产生的经济上、器质性和心理问题的影响触及我们社会中的每个家庭、学校和工作场所。

或许创伤疾病负担的最具挑战性的方面在于很大程度上创伤都是可以预防的。大部分其他致死致残的主要病因都已经得到广泛的认识、干预和预防，并获得了政府和个人的大量资助。预防创伤的努力所受到的关注和资源的投入远低于对肿瘤、心血管疾病以及其他疾病的关注。在投入资源相同的情况下比较可预防性时，损伤预防的努力常常被忽略，收到的资助也远比其他疾病预防项目少。采取有效的行动和倡导的需求极其迫切。

创伤中心必须采取有组织的和有效的方法来预防创伤，并且基于当地创伤登记处和流行病学数据提出需要优先采取的举措（CD 18-1）。医师、护士和其他创伤中心人员有独特的视角和同样独特的机会来将其社会责任投入社会上努力有效的预防计划中，也许最重要的是，与损伤预防专家和社会上的资源共同协作。这种合作可以使得数据可以交换、思想可以交流，从而可以更好地分析和解决问题。

所有创伤团队成员与社会一起合作预防创伤是他们的责任。这些努力的组织始于有效的领导。每个创伤中心必须某位处于领导位置的人员，其工作的职责就是损伤预防（CD 18-2）。在一级中心，这个人必须是预防协调人（与创伤项目经理分开），有明确的工作分工和收入（CD 18-2）。在二级、三级和四级中心，这个位置可由创伤项目经理担任，但其任务要特别的在其岗位职责中说明，但只有当这种职能不会对创伤项目经理的工作产生负面影响时才能如此安排。创伤中心医疗主任在损伤预防中应有显著的作用。在一级、二级、三级和四级中心，其他医师和护士也积极致力于损伤预防也是极为理想的。

有效的预防开始应把重点放在社会中的最常见致伤因素。这些原因包括药物和酒精滥用以及行为学问题。这些原因同时常常与创伤中心收治患者最常见的致伤原因相关。利用创伤登记或其他可获得的流行病学数据，创伤中心损伤预防项目应明确三个创伤中心或社会上最常见的受伤或创伤死亡原因。随后，要基于这些数据来选择项目和干预策略。

传统上，预防的努力专注于教育、法规制定、执行和环境改造。教育预防战略假设目标听众深受鼓舞，并准备好改变其危险行为。表18-1列举了创伤中心有效的损伤预防计划的基本要素。

---

**表 18-1** 有效损伤预防的关键因素

- **社会目标**：明确损伤和死亡的首要原因
- **上层工作**：明确损伤的根本原因及其影响因素
- **选择已经证明有效或有希望的方案**：理解新计划的制订、评估和实施是复杂和耗时的
- **总是与其他组织合作**：利用其他创伤中心，院前急救机构、执法机构、学校、教堂和其他组织有兴趣和参与社会损伤预防这一事实
- **利用媒体**：学会有效地表达，为即将出现的诸多机会做好准备，允许创伤中心的领导成为当地报刊和广播媒体有关损伤预防信息的可靠来源
- **理解政治**：意识到如果创伤中心能够理解无论是选举产生还是任命的领导的目标和与其相互工作的方式，将有助于通过立法来促进损伤预防工作
- **莫忘数据**：开发监测和监督工具来评估创伤中心在损伤预防方面所做出的努力和预防的有效性

地方或州的重要记录和法医死亡报告以及来自地方和州警察局的数据,有助于明确损伤的发生率和高危行为。这些机构确定创伤的方式往往在创伤登记中难以获得。例如,在许多社区,自杀是非自然死亡的主要原因之一,但可能不是创伤中心所接收患者的最常见机制之一。创伤中心医疗主任和创伤项目管理者应与当地的法医建立密切的工作关系,以取得关于以损伤预防工作为基础的创伤死亡原因的相关信息。

每个有效损伤预防工作的一部分是专注于最接近的原因。酒精和毒品滥用常是导致创伤的重要影响因素。筛查并且制定简单的酒精滥用干预措施是对所有创伤中心的要求。枪支使用是创伤发生的另一个重要根源。此外还应考虑社会经济、文化、环境和工业因素。例如,在某一特定区域中,多种社会因素可能导致机动车撞击年老行人的发生率很高。家庭暴力也与各种重要的影响因素有关。找出这些关键因素,可有利于选择适合社会需求的有效的预防计划。

相关结果表明,创伤中心可以利用由某次创伤产生的教学机会可供作为有效实施损伤预防策略的机会。例如,对药物滥用导致损伤来院救治的患者进行酒精和药物滥用的会诊就是这种机会的例子。酒精与损伤发生密切相关,是创伤发生的重要影响因素,因此创伤中心建立识别具有酒精滥用问题患者的机制至关重要。

所有患者必须常规进行酒精滥用的筛查并在病程中记录(CD 18-3)。在一级和二级创伤中心,所有筛查为阳性的患者都要接受受过相应培训的医疗人员的干预,并且这种干预措施必须记录在病历中(CD 18-4)。流行病学数据显示酒精筛查阳性的患者存在药物滥用问题的概率也很高。最佳做法包括同时进行药物滥用问题的筛查并及时转诊。将常规的药物滥用筛查和创伤中心对药物滥用的干预措施相互整合,就是一个可以受益于有针对性研究的领域。

创伤中心损伤预防工作选定的项目应该是经过论证的、大有可为的并且在其他创伤中心或其他相应的地方已付诸实施的项目。在着手开展损伤预防项目之前,应进行文献与现有项目的完整的回顾和综述,以确保选择已经被验证过具有效果的项目。有许多来自本地、区域性和全国各种机构成功项目的例子。将执行项目过程中吸取的教训使其适用于当地的条件永远都能强化现有的项目。从疾病控制与预防中心网站、其他创伤中心和其他大量专业组织都可获得关于预防和可用资源的信息(www.cdc.gov)。

一级和二级创伤中心必须实施至少两个致力于解决本社区内主要损伤原因的项目(CD 18-5)。创伤中心的预防计划必须纳入并跟踪与其他社区组织的合作关系(CD 18-6)。执法机构、学校、教会、县卫生部门和其他各种组织往往都愿意作为损伤预防的合作伙伴。作为其参与以社区为基础的损伤预防工作的一部分,创伤中心应该跟踪外部建立的合作关系。许多这些社区合作伙伴都拥有既有时间又具备专业性的人员,能在社区积极工作,其中某些组织甚至把损伤预防作为他们的核心任务的一部分。与这些组织建立合作关系将使创伤中心的工作人员在损伤预防工作中很快地建立与社区的联系。有效的损伤预防最好是通过共享所有权、多个合作者同时在社区内工作来完成。创伤中心损伤预防项目应定期汇报预防工作、预防工作中的合作者的努力,以及估计接受每一项目所服务社区人员的数量。

在其损伤预防的过程中,创伤中心还对接区域性和全国的成果。这些努力包括政府机构和非政府组织。预防计划应加入这些工作并密切保持与机构的合作,同时跟踪由此产生的预防工作的成果。

与媒体进行有重点的和有明确目的的合作同样可以加强损伤预防的开展。

在创伤中心制定和发展损伤预防计划的某些时候,与选举产生的和任命的当地官员一起合作为推动损伤预防相关立法提供了可能的机会。大多数的创伤中心具有政府联络官员,他们应该与这些官员建立联系,保持良好的工作关系并积极进行合理的游说。损伤预防立法的促进是他们的首要任务。

表18-2列举了预防工作记录和报告要素的建议格式。

| 表 18-2 创伤中心预防工作建议记录和报告要素 |
| :--- |
| <ul><li>以创伤发生机制和创伤发生的根本原因的根源为目标</li><li>预防项目开展的时间和地点</li><li>创伤中心的资源</li><li>人员时间(付费或志愿)</li><li>创伤中心的开支</li><li>社区合作者及其人员的时间</li><li>其他经济支持的来源</li><li>媒体合作</li><li>选举产生和任命的相关官员</li><li>公共政策或立法</li><li>预防信息或服务所需的社区人员的数量</li><li>提供有关于预防活动结果数据及其目标</li></ul> |

(肖李锋 译)

## 补充阅读

American College of Surgeons. Statement on firearm injuries. *Bull Am Coll Surg*. 2013;98(3):65.

Curry P, Ramaiah R, Vavilala MS. Current trends and update on injury prevention. *Int J Crit Illn Inj Sci*. 2011;1(1):57-65.

Davis JW, Sise MJ, Albrecht R, Kuhls DA. American Association for the Surgery of Trauma Prevention Committee topical updates: getting started, fall prevention, domestic violence, and suicide. *J Trauma*. 2011;70(4):996-1001.

Inman DD, van Bakergem KM, Larosa AC, Garr DR. Evidence-based health promotion programs for schools and communities. *Am J Prev Med*. 2011;40(2):207-219.

Johnson JA, Woychek A, Vaughan D, Seale JP. Screening for at-risk alcohol use and drug use in an emergency department: integration of screening questions into electronic triage forms achieves high screening rates. *Ann Emerg Med*. 2013;62(3):262-266.

Kendrick D, Mulvaney CA, Ye L, Stevens T, Mytton JA, Stewart-Brown S. Parenting interventions for the prevention of unintentional injuries in childhood. *Cochrane Database Syst Rev*. 2013;3:CD006020.

McKenna C, Gaines B, Hatfield C, et al. Implementation of a screening, brief intervention, and referral to treatment program using the electronic medical record in a pediatric trauma center. *J Trauma Nurs*. 2013;20(1):16-23.

Rosen T, Mack KA, Noonan RK. Slipping and tripping: fall injuries in adults associated with rugs and carpets. *J Inj Violence Res*. 2013;5(1):61-69.

Sise MJ, Sise CB. Measuring trauma center injury prevention activity: an assessment and reporting tool. *J Trauma*. 2006;60:444-447.

Smith R, Evans A, Adams C, Cocanour C, Dicker R. Passing the torch: evaluating exportability of a violence intervention program. *Am J Surg*. 2013;206(2):223-228.

Sommers MS, Lyons MS, Fargo JD, et al. Emergency department-based brief intervention to reduce risky driving and hazardous/harmful drinking in young adults: a randomized controlled trial. *Alcohol Clin Exp Res*. 2013;37(10):1753-1762.

Spears GV, Roth CP, Miake-Lye IM, et al. Redesign of an electronic clinical reminder to prevent falls in older adults. *Med Care*. 2013;51(3 suppl 1):S37-43.

Stevens JA, Thomas K, Teh L, Greenspan AI. Unintentional fall injuries associated with walkers and canes in older adults treated in U.S. emergency departments. *J Am Geriatr Soc*. 2009;57(8):1464-1469.

# 第19章 创伤研究与学术工作

　　研究和学术活动是一级创伤中心区别于其他级别创伤中心的几种能力。研究，即追求更高水平知识的过程，对于创伤患者的最佳救治来说，至关重要。大量严重创伤患者、创伤外科医师经验之精髓以及学科理论基础构成独一无二的组合使得一级创伤中心科研和学术活动产出和效率都很高。

　　需要平衡寻求 ACS 认证或区域性认证的一级创伤中心的研究范围，使其能反映创伤救治的多个方面。在基础研究实验室的细致的科学研究能够回答关于创伤反应的病理生理学相关方面的问题。循证医学基础上的临床研究，相比而言，则利用大型相关数据库，其中包含创伤流行病学、创伤预防项目的影响、系统布局、标准操作规范以及包括成本 - 效益的患者预后评价。

　　本章概述了成功的一级创伤中心创伤项目的基础构成部分。这也可以成为在其他创伤中心进行研究工作的模板，和二级创伤中心理想的构成部分。

　　学术工作的八大要素概述如下：

- 探索与发现
- 担任主要创伤学术组织领导
- 基金支持
- 信息传播
- 临床知识实践
- 参加临床讨论和会议
- 支持住院医师参加学术活动
- 担任低年资医师、住院医师和专科培训医师的导师

　　实现认证一级创伤中心要求的研究与学术工作的标准有两种方式（总结在表 19-1 和表 19-2 中）：

1. 一级创伤中心至少需要每 3 年在 Index 或 Pubmed 收录的期刊发表 20 篇同行评审的文章（CD 19-1）。文章必须与该创伤中心或该创伤中心加入的创伤体系相关（CD 19-2）。在这 20 篇文章中，至少有 1 篇的作者或共同作者是普通外科团队的医师（CD 19-3）。此外，要求每篇文章至少与以下 3 个学科相关：基础医学；神经外科学；急诊医学；矫形外科学；放射学；麻醉学；血管外科学；整形 / 颌面外科学；重症治疗；心胸外科学；康复以及护理学（CD 19-4）。一级儿童创伤中心必须确认也要进行儿童创伤研究。对儿童一级创伤中心的研究要求与成人一级创伤中心相当（CD 10-10）。在成人、儿童联合创伤中心，要求儿童研究占 50%（CD 10-11）。类似的，成人中心这边必须完成 50%的研究论著。剩余部分的文章可以是其他专业的医师署名的创伤相关研究论著、与其他创伤中心合作的文章以及参加多中心研究的文章。

2. 一级创伤中心或者可以满足根据以下替代方案

   a. 每 3 年必须在 Index Medicus 或 PubMed 收录的期刊上发表 10 篇同行评审的文章。文章必须与该创伤中心或该创伤中心加入的创伤体系相关。这 10 篇文章中，必须有 1 篇的作者或共同作者是普通外科团队的医师，要求每篇文章至少与以下 3 个学科相关：与创伤相关的基础医学，神经外科学，急诊医学，矫形外科学，放射学，麻醉学，血管外科学，整形 / 颌面外科学，重症治疗，心胸外科学，康复以及护理学。其余文章可以是其他专业的医师署名的创伤相关研究论著、与其他创伤中心合作的文章以及参加多中心研究的文章。

   b. 以下 7 类学术活动，必须体现其中 4 类：

# 第19章

创伤研究与学术工作

- 领导主要创伤学术组织的证明,包括区域性或全国性创伤学术组织的委员
- 当地政府或私人机构/组织资助的同行评审基金的证明
- 通过发表综述、编撰专著、技术文件、基于网络的出版物、视频、编者意见、培训手册以及创伤相关的培训教育材料或多中心发展规范等形式进行知识普及和传播的证明
- MEDLINE 收录杂志上以个案报告或系列病例报告的形式作为学术应用的证明
- 访问教授或作为特邀讲者参加全国或区域性的创伤大会
- 作为支持住院医师从事学术活动的导师,包括实验室研究、临床试验、州内、区域性、全国水平的住院医师论文比赛
- 专科医师培训的导师,能够提供参与制订或持续修订被认可的创伤、重症救治、或急诊外科专科医师培训项目证明

| **表 19-1** 一级创伤中心研究工作的要求 |
| --- |
| 选择一<br>- 3 年在 Index 或 Pubmed 收录的期刊发表 20 篇同行评审的文章<br>- 至少有 1 篇的作者或共同作者是普通外科医师<br>- 创伤相关文章至少来自以下 3 个学科:<br>　– 基础医学<br>　– 神经外科学<br>　– 急诊医学<br>　– 矫形外科学<br>　– 放射学<br>　– 麻醉学<br>　– 血管外科学<br>　– 整形/颌面外科学<br>　– 重症治疗<br>　– 心胸外科学<br>　– 康复学<br>　– 护理学 |
| 选择二<br>- 3 年在 Index 或 Pubmed 收录的期刊发表 10 篇同行评审的文章<br>- 与选择一对作者专业的要求相同,外加<br>- 证明从事的创伤相关学术活动至少满足以下 4 个方面:<br>　– 领导主要创伤学术组织的证明,包括区域性或全国性创伤学术组织的委员<br>　– 同行评审基金的证明<br>　– 进行知识普及和传播的证明<br>　– 发表创伤相关病例报告<br>　– 访问教授或作为特邀讲者<br>　– 指导住院医师从事学术活动<br>　– 创伤、重症救治或急诊外科专科医师培训项目 |

| **表 19-2** 儿童创伤中心研究工作要求 |
| --- |
| - 与一级成人创伤中心要求相当(表 19-1),除了以下内容:<br>　– 至少有 1 篇的作者或共同作者是儿童普通外科医师<br>　– 如果采用 "选择一" 的标准,在成人和儿童联合创伤中心,要求文章中的 10 篇必须与成人创伤有关<br>- 无论采用 "选择一" 还是 "选择二" 的标准,10 篇文章必须与儿童创伤救治相关 |

大部分一级创伤中心设立在学术型的医疗中心内这一事实并不是偶然的。创伤外科专家和基础转化医学科学家同时存在的独特形式，才能完成体系化的研究工作。创伤外科医师的精髓是要具有研究兴趣和致力于研究方法学培训，这也许是最重要的资源。具体来说，一级创伤中心主任必须已经建立了研究产出，并定期参加学术型创伤论坛，比如美国创伤外科协会（AAST）和美国外科医师学会创伤委员会（ACS-COT）。一名继续从事临床工作的创伤外科医师应指导正式、定期举行的研究工作例会，并已文件的形式记录在案。创伤项目经理、住院医师、以及创伤数据登记员是研究团队整体不可分割的一部分，以确保完整、无误的采集创伤数据并定期提供创伤预后报告。基础或转化医学研究人员应参加创伤研究工作例会，但大部分参加者是创伤外科医师，外科住院医师，以及研究人员。

外科重症监护病房，是将基础研究和创伤患者联系起来的理想环境，因此强调创伤外科医师担任外科重症病房主任的急迫性。是进行对比研究的理想地点——其目的是通过循证医学证据，比如有效性、不同治疗方案的利弊，革新现有的医疗救治决策方案。循证医学研究结果来自于药物、医疗设备、实验室检验、手术方案或实施医疗救治的各种方法等方面的对比研究（http://effectivehealthcare.ahrq.gov/index.cfm/what-is-comparative-effectiveness-research1）。

最终，对一级创伤中心的管理必须能够体现对研究项目的支持，例如，提供基础研究实验室、先进研究设备、高级的信息系统、生物统计学、对基础转化医学研究人员薪水的支持，或者为低年资研究人员提供种子项目（CD 19-8）。

（简立建 译）

## 补充阅读

Agency for Health Research and Quality. What is comparative effectiveness research? Available at: http://effectivehealthcare.ahrq.gov/index.cfm/what-is-comparative-effectiveness-research1/

Becher RD, Meredith JW, Kilgo PD. Injury severity scoring and outcomes research. In: Mattox KL, Moore EE, Feliciano DV, eds. *Trauma*. 7th ed. New York, NY: McGraw Hill; 2013.:77-90.

Branas CC, Wolff CS, Williams J, Margolis G, Carr BG. Simulating changes to emergency care resources to compare system effectiveness. *J Clin Epidemiol*. 2013;66(suppl 8):S57-64.

Conway PH, Clancy C. Comparative-effectiveness research: implications of the Federal Coordinating Council's report. *N Engl J Med*. 2009;361(4):328-330.

Cunningham BP, Harmsen S, Kweon C, et al. Have levels of evidence improved the quality of orthopaedic research? *Clin Orthop Relat Res*. 2013;471(11):3679-3686.

Del Junco DJ, Fox EE, Camp EA, Rahbar MH, Holcomb JB. PROMMTT Study Group: seven deadly sins in trauma outcomes research: an epidemiologic post mortem for major causes of bias. *J Trauma Acute Care Surg*. 2013;75(1 suppl 1):S97-103.

Early BJ, Huang DT, Callaway CW, et al. Multidisciplinary acute care research organization (MACRO): if you build it, they will come. *J Trauma Acute Care Surg*. 2013;75(1):106-109.

Espié S, Boubezoul A, Aupetit S, Bouaziz S. Data collection and processing tools for naturalistic study of powered two-wheelers users' behaviours. *Accid Anal Prev*. 2013;58:330-339.

Haider AH. Improving the quality of science arising from the NTDB: we can do this! *J Trauma Acute Care Surg.* 2013;74(2):352-353.

Iglehart JK. Prioritizing comparative-effectiveness research—IOM recommendations. *N Engl J Med.* 2009;361(4):325-328.

Mann M, Tendulkar A, Birger N, Howard C, Ratcliffe MB. National Institutes of Health Funding for surgical research. *Ann Surg.* 2008;247(2):222-223.

Suliburk JW, Kao LS, Kozar RA, Mercer DW. Training future surgical scientists: realities and recommendations. *Ann Surg.* 2008;247(5):741-749.

Yue JK, Vassar MJ, Lingsma H, et al. Transforming Research and Clinical Knowledge in Traumatic Brain Injury (TRACK-TBI) pilot: multicenter implementation of the common data elements for traumatic brain injury. *J Neurotrauma.* 2013;30(22):1831-1844.

# 第20章　灾难预案和管理

灾难所造成的大规模伤亡往往超出当地的医疗资源。美国外科医师学会认为积极参与灾难——自然或人为,故意或其他导致的大规模伤亡的分诊与医疗救治的多学科方案制订是外科医师的义务。创伤中心必须符合合委员会制定的与灾难相关的要求(CD 20-1)。创伤专家委员会成员组中的外科医师必须是医院灾难委员会的成员(CD 20-2)。推荐创伤中心主任和所有的创伤主治医师都要参加灾难管理和应急响应课程(The Disaster Management and Emergency Preparedness, DMEP)$^{\circledcirc}$。

灾难应急预案需要当地医疗资源配合。为了制定出综合策略,需要当地医疗机构、警察、消防部门、当地、地区内、州和国家政府以及多部门与多学科协同努力。应急预案为灾难发生后医疗救治的组织提供了原则和指南。

## 总体设计

多人伤亡事件和大规模伤亡事件间的区别很大程度上取决于当地的资源。如果一家医院能够利用当地的资源处置一定数量的患者,该事件被称为"多人伤亡事件"。当患者数量、严重程度和伤情种类超过当地医疗资源的能力,则称为"大规模伤亡事件"。在一个四级创伤中心,三个或四个因车祸致伤的危重患者就可能达到大规模伤亡事件的标准。多人或大规模伤亡事件可能发生在院内或院外,任何机构都应该做好随时应对任何一种情况的准备。

处置大规模伤亡事件需要转变救治患者的模式。紧要资源的最佳利用应该进行优先分配,而不是提供给每个患者即刻和全面的治疗。患者分拣是此过程的第一步。患者分拣是在患者的数量、严重程度和当时可获得的资源基础上对患者进行分类或判断所需具体治疗步骤的优先顺序。公认的观念是要做"为最多患者取得最好的效果",分拣是指导这一概念的工具。患者分拣要对伤者进行快速的分类。已有许多大规模人员伤亡患者分类图可以参考。

重要的是需要认识到死亡患者应运输到太平间或其他指定的区域;然而,可能必须延迟运送,以便保存运力。他们应该区别于期待治疗的患者,因为后者还有生命迹象,一旦患者大量涌入停止、具有足够的资源就可能对他们实施救治。过度分拣(将非危重的轻伤患者分至立即救治组)和分拣不足(将需要立即救治的危重分至延迟救治组)的现象都应尽可能减少。过度分拣导致资源不足,太多患者需要评估。分拣不足导致延误了需要立即处理的患者的必要救治,由经过良好训练的分拣人员反复在现场或医院不同地点进行重复分拣是成功的必要条件。避免过度分拣是创伤中心救治大规模重伤患者时保护宝贵的医疗资源的一个关键环节。如果过度分拣不受控制,则储备能力将显著下降,远低于预期水平,对提供救治的能力产生不利影响。

有经验的院前救护人员可能是进行灾难现场患者分拣的人员。在院内,建议一位熟悉当前医院资源(包括手术室容量)的经验丰富的外科医生执行分拣功能。其他常规处置创伤的急诊医护人员(即急诊科医师和创伤、重症监护室、急诊科和手术室护士)也可能有效地承担这一任务。

医院应迅速动员起来,增加空间和资源来处置快速增加的患者负荷(涌入容量)。这些资源包括人员、设备和床位。在分级救治的体系里,有效地调动资源要求严谨的预案和规章制度的使用。储备关键的医疗资源是一个关键的因素,因为最终的伤亡人数很长一段时间内都可能是无法预计的。在原有床位的基础上扩展20%的床位是医院预计增加床位的起始点。其中,预计20%提供给重伤患者,30%提供给中度

111

损伤患者，50% 提供给轻伤患者。高达 50% 左右的患者在某个时候需要外科治疗。10% 的患者需要立刻实施救命手术，通常手术是为了控制出血或开颅。强制推行轮班制是最好的储备医疗人员的资源办法。

应急预案的演习应基于当地的风险评估，设计并模拟特定区域的大规模人员伤亡事件，并联合其他医院和当地的急诊医疗单位一同进行。测试一家医院灾难应急预案必需每年进行至少两次灾难演练，其中可包括真正的预案的启动，可以代替演习（CD 20-3）。医院预案的一个重要组成部分是全社会的训练，包括医院与其他当地所有资源的相互合作，包括应急管理及公共卫生机构、警察、搜索和救援、媒体和军方。与地区和州之间的资源的互动与合作，对成功的应急响应必不可少。

## 州和国家资源

熟悉州和联邦救灾资源对于组织应急响应有很大的帮助。政府工作人员可调动国民警卫队。国家灾难医疗系统（National Disaster Medical System，NDMS）是政府和私人组织的合作，并作为地区和州应急响应的补充。被授权在国家层面上对灾难做出反应的联邦组织包括联邦紧急情况管理署（Federal Emergency Management Agency，FEMA）和国防部。联邦紧急情况管理署强制要求各州都有单独的灾难预案，医院是其中不可或缺的一部分。尽管州和国家有效的支持十分重要，但是最基本的灾难响应是地方灾难，这就使得创伤中心在每次灾难反应中成为关键独立的主体。创伤系统与灾难响应是灾难应急预案的重要一步。创伤系统可以一直作为灾难响应的基础结构。

## 医院灾难预案概述

灾难应急规划是一个复杂和耗时的过程。医院灾难计划始于对危害易损性的分析。这种分析是对医院和周边社区的最有可能的威胁的预测。所有危害的来源——自然的和人为的，故意还是意外——都需要加以考虑。已经完成的且获得各方所认同的现实的灾难易损性分析可以作为模板与其他制订和验证的响应计划进行对比。

医院灾难规划包含了下列内容：①区域内紧急指挥中心与其他区域内的如院前急救、警察、消防、军队、公共部门、红十字会和教会力量等灾难响应机构之间预先达成的协议；②有组织地处置从灾难现场转运至创伤中心的患者；③当有关的必要机构需要时，组织灾难现场分拣小组进行响应并进行辨识患者；④需要有一个医院周围或内部发生灾难时的疏散预案。预案要整合社会资源，包括辖区应急办公室、公共卫生部门和媒体等，这样的预案成功的可能性最大。医疗和管理层必须对医院救灾预案了如指掌，医疗人员应至少对该预案有所了解。

医院紧急事件指挥系统（Hospital Incident Command System，HICS）是采用了后勤管理体系的应急处理系统。这个基于公共安全事故指挥体系的系统，行使明确定义的职责、明确报告的渠道和通用的术语。医院事故指挥系统已被证明是一种有价值的管理工具，并正成为医疗卫生灾难响应的标准设置。医院事故指挥系统的 5 个主要功能是指挥、规划、后勤、运行和财务 / 管理。伤亡的医疗管理只是整体响应中的一小部分。HICS 在医院灾难响应准备中具有独特的特征：

- 可预测的指挥和管理链
- 灵活的组织结构，以便对具体紧急情况做出弹性应急反应
- 优先响应列表
- 岗位问责制
- 文件改进，以强化责任和成本还原
- 通用的语言，以促进沟通和利于外部协作

HICS 制定的节省高效紧急预案和所有支撑材料均需要提交给灾难响应策划者并可以从以下网站获

得 www.emsa.ca.gov/ disaster_medical _services_division _hospital_incident_command_system_resources 或联系加州紧急医疗服务管理局 916-322-4336。

所有创伤中心的应急响应计划必须体现在医院政策和规章制度、手册或其他相应的文书中(CD 20-4)。医院灾难计划详述了医院在辖区内的应急准备、具体过程的实施、关键材料和行动的管理、人员储备、展开和承担任务、患者救治机构管理、灾难演习、监测和评估医院能力等环节中医院的作用。医院灾难计划遵从所有危害处置规划原则,这意味着应该有一个基本的综合预案,以应付所有灾难的许多共同特点,并具有能适应特定事件某一特定方面的灵活性和弹性。为多个具体的事件制订多个预案不是一个可行的选择。事故的严重性将决定启动预案的规模——区域、州或全国。单独一家医院不仅需要计划在当地承担自己应负的责任,还必须计划参与区域性或临近地区灾难响应中。理想情况下,该预案应该简单、在响应过程中可扩展并能够处理大规模伤亡。在这些患者中需要考虑到特殊人群,例如不仅限于儿童、透析中的患者、残疾或有特殊需要的成人与儿童以及养老院相关或转运困难的患者。当患者无法转运出去时说明有问题存在,应该考虑替代的救治方案。区域性的预案而不是单一单位的预案有助于这个问题的解决。将区域的创伤系统整合成为当地或区域性的灾难基本架构的基础结构是实施区域预案的一种方式。外科医师能够很好地胜任在院内领导与创伤救治相关的灾难响应,因为他们对创伤救治所需要的关键重要的医疗资源(如手术室和重症监护病房资源)有全面的认识。

## 灾难应急响应演习与训练

验证应急响应的有效性需要几个步骤。灾难应急响应演习和其他训练能够明确应急预案的薄弱环节,同时制订和测试备选方案。

验证应急响应有效性的步骤如下所示:

1. 在当地风险评估的基础上,组织模拟潜在的灾害。设置场景,并模拟"受害者",组织通信和运送机构,以及向社会机构发出警报。一些书面练习可以进行测试预案中的各种部分。

2. 实施医院灾难预案。

3. 安排专家评估灾难演习。

4. 在每次演习后 24 小时内对医院救灾预案做出评价。

5. 吸取演习的经验教训以对灾难预案进行调整。

6. 每年至少进行两次医院演习,至少一次辖区灾难演习,认识到从来没有完美的灾难响应预案。

## 患者最佳救治方案难点

沟通是大规模伤亡事件发生时提供最佳救治的关键。现场、转运途中、医院内或医院之间都可能存在沟通障碍。计划要包括避免发生一些预料不到的问题,如导致沟通障碍的电力或电话障碍。为了克服沟通障碍的问题需要多层次进行精简。

指挥和控制体系必不可少。HICS 的目标是建立中心指挥机构监督所有灾难响应及其行动中所有部门的工作,拥有决策制定的最终权力和责任并执行灾难应急预案。所有人员必须明白并理解他们在指挥链中的职位和职责。在计划过程之前应预先决定中心决策机构且应该向每个医院、灾难地点以及整个辖区明确说明,明确谁有权启动灾难应急预案,谁来做决定,和谁来终止灾难应急预案的执行。

及时和周密的安全措施有助于保护患者和急救先遣队人员。预先制订医院戒严的方案以防止大批群众、媒体和不适当的患者涌入医院,这一切都可能会干扰正常的创伤救治。

系统的救治可以使得在迅速评估和治疗的同时保持必要的患者流向前流动避免危险的患者流积压。不必要的实验室和影像学检查、手术室、人员和资源以及时间消耗的最小化是最大化实施救治并使伤亡最小化的理想方法。

正确的储备和计划使得整个社会能够面对灾难和大规模伤亡事件进行对破坏和死亡的处置。在这类事件中，创伤中心在预备工作与处置中起到至关重要的作用。

（谢　扬　译）

## 补充阅读

Augustine JJ. What's in your all-hazards plan? in Boston they were prepared. are you? *EMS World*. 2013;42(5):18,20,23.

Ball CG, Kirkpatrick AW, Mulloy RH, Gmora S, Findlay C, Hameed SM. The impact of multiple casualty incidents on clinical outcomes. *J Trauma*. 2006;61(5):1036-1039.

Biddinger PD, Baggish A, Harrington L, et al. Be prepared: the Boston Marathon and mass-casualty events. *N Engl J Med*. 2013;368(21):1958-1960.

California Emergency Medical Services Authority. *Hospital Incident Command Guidebook*. Rancho Cordova, CA: EMSA; 2006.
Available at: http://www.emsa.ca.gov/disaster_medical_services_division_hospital_incident_command_system_resources

Cryer HG, Hiatt JR. Trauma system: the backbone of disaster preparedness. *J Trauma*. 2009;67(suppl 2):S111-113.

Disaster Subcommittee, Committee on Trauma, American College of Surgeons. *Disaster Management and Emergency Preparedness Course*. Chicago, IL: ACS; 2010.

Doucet J, Bulger E, Johannigman J, et al. Appropriate utilization of helicopter emergency medical services (HEMS) for transport of trauma patients: guidelines from the EMS Subcommittee, Committee on Trauma, American College of Surgeons. *J Trauma Acute Care Surg*. 2013;75(4):734-741.

Hampton T. Disaster training, capacity for quality trauma care key to aiding injured in Asiana Airlines crash. *JAMA*. 2013;310(5):467.

Hirshberg A, Frykberg ER, Mattox KL, Stein M. Triage and trauma workload in mass casualty: a computer model. *J Trauma*. 2010;69(5):1074-1081.

Institute of Medicine. *Crisis Standards of Care: Toolkit for Indicators and Triggers*. Washington, DC: National Academies Press; 2013.

Klima DA, Seiler SH, Peterson JB, et al. Full-scale regional exercises: closing the gaps in disaster preparedness. *J Trauma Acute Care Surg*. 2012;73(3):592-597.

Lynn M, Gurr D, Memon A. Management of conventional mass casualty incidents: ten commandments for hospital planning. *J Burn Care Res*. 2006;27:649-658.

North CS, Pfefferbaum B. Mental health response to community disasters: a systematic review. *JAMA.* 2013;310(5):507-518.

Rivara FP, Nathens AB, Jurkovich GJ, Maier RV. Do trauma centers have the capacity to respond to disasters? *J Trauma.* 2006;61(4):949-953.

Walls RM, Zinner MJ. The Boston Marathon response: why did it work so well? *JAMA.* 2013;309(23):2441-2442.

# 第21章 实质性器官捐献

在近几十年里,器官移植领域取得了重大的进展,器官移植已经成为处于器官功能衰竭终末期且无禁忌证患者的正规治疗手段。然而,可供移植的器官却不能满足大量的需求。有数以万计的患者在器官共享联合网络(UNOS)的器官移植等候名单上。按照当前每年大约 2.8 万人次的移植速度计算,许多需要器官的患者至死也没能等到一次移植。每年等候名单上大约 16%(在 2010 年有 6 561 人)的患者在没等到器官之前就死亡了。

大约 75% 的捐赠器官来自已故捐赠者。超过 40% 的尸体器官捐献者死于创伤。因此,创伤项目的重要任务就是确认潜在的器官捐献者,并与器官获取组织(organ procurement organizations,OPO)联系,为潜在器官捐献者提供关键的救治以避免在器官捐赠前出现循环衰竭。创伤中心必须和公认的器官获取组织(CD 21-1)建立明确的联系。循环衰竭导致约 25% 的潜在器官捐献者死亡。早期积极监护和干预可以预防或扭转循环衰竭,从而提高捐赠器官的质量和数量。因此,器官获取组织对创伤中心的支持是至关重要的。

1984 年,全国器官移植法案通过建立器官获取与移植网络来保证全国登记(national registry),并完善器官配型和分配过程。1986 的统一综合预算协调法案(Omnibus Budget Reconciliation Act)要求医院制定政策和规章制度,以确保家属明确知晓器官捐献这一选择。如果不遵从就会危害 Medicare 和 Medicaid 的经费支付。

## 获得同意

家属拒绝是最常见失去潜在捐献者的原因,其次是未能取得同意以及捐献者不符合医学标准。一个专门的团队,包括来自创伤中心的代表、来自本地器官获取组织来的协调员、护士和宗教代表会解决这些围绕知情同意产生的问题。最初医疗救治团队不可与家属谈论器官捐赠方面的问题,应将这些对话留待器官获取组织代表来完成。创伤中心,在与当地器官获取组织协调时,应监测潜在的器官捐赠者的丧失。必须在接到地区器官获取组织的通知时准备好一份书面协议(CD 21-2)。通知最好应在宣布脑死亡之前完成。创伤中心每年都必须分析其器官捐赠率(CD 16-9)。

## 宣布脑死亡

《统一死亡判定法案》定义的脑死亡标准为完全和不可逆转的脑功能及脑干功能的丧失。尽管已有针对宣布脑死亡临床判定标准的全国性指南以及对其进行的验证性研究,但在不同的区域和创伤中心存在一些调整。必不可少的是,每个创伤中心(一级、二级、三级和四级)都具有书面的规章制度定义确诊脑死亡的临床标准以及对其进行的验证实验(CD 21-3)。建立快速宣布脑功能和脑干功能丧失的系统方式是避免失去潜在的器官捐献者的关键。每个专科医师不能为了省事影响或耽误脑死亡的宣布。

## 心源性死亡后的捐献

"心源性死亡后确认捐献"的捐献者是虽然没有达到脑死亡标准,但家属已要求撤下生命支持装置且无生还希望的潜在器官捐献者。这种情况下，需通知器官获取组织，如果捐献者符合器官捐赠条件且家属同意，将开始组织捐献的过程。一旦器官移植的手术小组组成，将根据家人的意愿撤出生命支持设备，这一过程最好安排在手术室，不过偶尔会在重症监护室或麻醉复苏室进行。一旦发生心跳停止，再额外经历一段时间（例如，2～5min），然后器官恢复团队将着手进行迅速植入静脉通道、冷却和器官复苏。

## 潜在器官捐献者的管理

创伤性脑死亡患者会经历显著的生理变化，包括心血管系统失调和功能丧失、神经源性肺水肿、尿崩症、弥散性血管内凝血和甲状腺功能减退。潜在可移植脏器的灌注不足可导致移植脏器的减少和移植脏器的成功性不理想。严密的监护和积极治疗仍是充分保证捐赠器官的数量和质量的基石。此外，对这些患者复杂问题的处理和伦理学方面的深思熟虑的经验，以及与家人富有同情心的沟通，在培训创伤和重症专科医师时都具有重要的价值。在一级创伤中心的重症医学专科医师培训项目，专科医师应积极参与这些患者的救治。针对潜在捐献者管理具体流程的书面正式规章制度在预防生理性器官恶化中发挥着重要的作用，从而提高捐赠的成功率。

（黄　铿　译）

## 补充阅读

Anker AE, Akey JE, Feeley T. Providing social support in a persuasive context: forms of social support reported by organ procurement coordinators. *Health Commun*. 2013;28(8):835-845.

Chaten FC. The dead donor rule: effect on the virtuous practice of medicine. *J Med Ethics*. In press. *J Med Ethics* medethics-2013-101333Published Online First: 12 June 2013 doi:10.1136/medethics-2013-101333

Health Resources and Services Administration, U.S. Department of Health and Human Services. *Organ Procurement and Transplantation Network Member Directory*. Available at: http://optn.transplant.hrsa.gov/members/search.asp.

Kaza AK, Mitchell MB. Organ procurement for transplantation. In: Mattox KL, Moore EE, Feliciano DV, eds. *Trauma*. 7th ed. New York, NY: McGraw-Hill; 2012:944-949.

Kutsogiannis DJ, Asthana S, Townsend DR, Singh G, Karvellas CJ. The incidence of potential missed organ donors in intensive care units and emergency rooms: a retrospective cohort. *Int Care Med*. 2013;39(8):1452-1459.

Mercer L. Improving the rates of organ donation for transplantation. *Nurs Stand*. 2013;27(26):35-40.

Neidlinger N, Gleason B, Cheng J. Honoring deceased donors with a unique family-designed statement followed by a moment of silence: effect on donation outcomes. *Prog Transplant*. 2013;23(2):188-193.

Nierste D. Issues in organ procurement, allocation, and transplantation. *J Christ Nurs*. 2013;30(2):80-87; quiz 88-89.

# 第21章

实质性器官捐献

Reed MJ, Lua SB. Uncontrolled organ donation after circulatory death: potential donors in the emergency department. *Emerg Med J*. In press. *Emerg Med J emermed-2013-202675Published Online First: 25 May 2013 doi:10.1136/emermed-2013-202675*

Salim A, Brown C, Inaba K, et al. Improving consent rates for organ donation: the effect of an inhouse coordinator program. *J Trauma*. 2007;62(6):1411-1414.

Siminoff LA, Agyemang AA, Traino HM. Consent to organ donation: a review. *Prog Transplant*. 2013;23(1):99-104.

# 第21章

实质性器官捐献

# 第22章　认证、审查与咨询项目

美国外科医师学会(American College of Surgeons，ACS)长期以来针对改进创伤救治的工作在1987年展开"认证、审核与咨询项目"后得到实质性的强化。该项目确立了创伤中心为实施高质量的创伤救治所需的所有资源。ACS创伤外科分会下属认证审核委员会负责监督该项目的实施。

全美国创伤中心发展建设的指南参照"创伤患者最佳救治资源(Resources for Optimal Care of the Injured Patient)"，这也正是执行ACS认证的评估专家现场咨询和审核时依照的根据。

创伤救治机构的认定是受监管的仔细而冗长的过程，经授权的政府或其他机构负责执行。ACS并不认定创伤中心；相反的，ACS只负责认定是否具备"创伤患者最佳救治资源(Resources for Optimal Care of the Injured Patient)"这一指南中所列出的资源、组织体系以及流程。ACS的"认证、审核与咨询项目"的目标是为了帮助医院接受评估和改进创伤救治，并对医院的能力和表现进行客观的外部审核。该过程通常是由具有创伤救治经验的同行审核专家组在医院现场完成的。该团队参照"创伤患者最佳救治资源"中所罗列的项目，对其所承诺的义务、准备情况、资源、政策、患者救治、持续能力改进，以及创伤患者救治资源一书中列举的本项目其他相关联情况的特征进行评估。

## 咨询

ACS-COT将根据医院、辖区或相关职能部门的要求为医院提供咨询服务以帮助评估创伤救治能力和进一步认证审查的准备。咨询服务的过程和要求与认证审核一致，但通常由两名创伤外科医师和一名创伤项目经理实施。重点是在为将来进行认证的准备提供建议和帮助。

## 认证

创伤中心认证是ACS确认一家医院作为创伤中心并达到所有包含在"创伤患者最佳救治资源"中标准的全过程。

创伤中心在申请认证之前，如果指定认证机构要求，应获得指定机构的批准。在某些指定的行政区域，批准创伤中心基于对需求评估审核。如果医院不属于任何机构管辖范围，则需要直接要求现场认证。

认证审核过程的结果是出具概括其评审结果的报告，如果成功，则出具认证证书。该证书从认证当天开始，有效期为3年，之后可能需要再次进行现场认证。再次验证的有效期为3年，从初次认证到期之日开始计算。

## 认证结果

之前，在现场认证或现场复审完成后，一家创伤中心或被认定为"认证"(授予3年证书)或被认定为"未通过认证"。当前，"认证、审核与咨询项目"的任务之一，是在现场审核过程中为创伤项目提供指导和建议并在同时确认创伤中心所必备的条件是否符合标准。鉴于该重点，ACS-COT增加了第3种现场认证的结果，即"认证证书有效期为1年"。

# 第 22 章

认证、审查与咨询项目

## 一类和二类标准

最重要的革新之一是明确了一类和二类标准（或缺陷）认证所必须的要求。为了获得认证，在现场认证中必须达到一类标准；二类标准也必须达到，但是没有那么关键。如果在现场审查时，出现 3 种或以下二类标准缺陷，且一类标准均达标，可获得有效期为 1 年的认证。在接下来的 12 个月内，如果创伤中心成功地纠正这些缺陷，认证证书的期限可被延长至从最开始认证起算的 3 年，或在最开始认证过期之时进行再次认证。

如果初次现场认证时，存在任何一类标准或≥3 个二类标准不达标，该医院将不能通过认证。为了获得认证，需要进行有成功的重点审核，重点审核必须在初次现场验证后 6～12 个月内完成。

在现场重点核查期间，由两名外科医师组成的小组将回到医院明确是否已纠正缺陷。一般来说，将尽量派遣原先审核小组的 1 名成员进行重点审核。

如果提交给 ACS 的数据可以证实已纠正所有缺陷，则可不需要现场审核即可完成重点核查。创伤临床主管和医院 CEO 必须证实所递交材料的准确性和完整性。如果根据所提交的材料能认定已纠正缺陷，则将被授予认证证书。如果在重点核查过程中，没有纠正所有缺陷，将不会考虑延期。需要重复进行认证。

## 多学科审核

通常由 ACS-COT 指派两名外科医师（核心团队）进行现场审核。在某些情况下，指定机构可能要求或申请单位可能要求多学科团队对其能力进行评估。ACS-COT 的"认证、审核与咨询项目能够有助于审核过程。两名创伤外科医师领导多学科团队。其他成员可能包括神经外科医师、矫形外科医师、急诊科医师、创伤项目经理，或认证机构或申请单位指定的其他专业人员。

## 咨询 / 认证过程

收到申请单位要求现场认证的申请后，并在获得核查前问卷调查的结果后，将会选择审核小组并确定双方均能接受的核查时间。同时，ACS-COT 的州 / 省主任委员将会得到审核通知。所有现场审核人员都来自州 / 省以外。创伤 / 普通外科医师审核人员，将从现任和既任的 ACS-COT 委员、地区主任委员或其他专科外科医师中选择产生。现场审核时需要医院提供病历资料。现场审核所需要的病历资料将提前通知，亦可在 ACS 网站 www.facs.org/quality-programs/trauma/vrc/resources 上找到。病例审核是现场审核必不可少的部分。

以下步骤确保审核过程的一致性：

1. 核查前问卷调查，有助于现场审查人员初步了解医院和医务工作者的创伤救治能力与表现。这份问卷将由医院创伤项目工作人员和医院工作人员在线完成。

2. 将为现场审核人员提供名为"认证与咨询性核查：工作人员与顾问指南"的文件，该指南是所有审核的指导文件。这份文件的目的，就是确保审核过程的一致性。它定义了审核的流程与审核人合理执行任务的要素。

3. 有组织的日程表可以保证现场审核人员以高效、标准化的方式完成现场审核。

4. 所有现场评审人员都得到认证、审核委员会（VRC）的认可。每个现场审核小组都指派了一名组长。这些现场评核人员都有丰富的创伤救治经验，并由 VRC 提拔至这个岗位。

5. 现场审查报告将采用标准化格式书写。

6. VRC 委员完成所有报告的最终审核，VRC 主席审定所有的不一致。

## 现场审核

审核前会议能促进高效的现场审查。现场审核人员通常会见创伤医疗主任、创伤项目经理、不同专科联络人以及医院和护理的管理人员。如果需要厘清核查前问卷调查结果或阐述当前创伤中心已存在的工作情况时,可能邀请其他人员参会。会议计划进行整体创伤项目讨论、核查前问卷调查结果说明、特别的问题、机构独特特点、当地创伤体系讨论、审核流程说明等。这也是现场审核团队向医院管理部门强调此项目某些/全部优势方面的机会。

在审核前会议之前完成患者病历审核是有利的。这种形式允许现场审查人员在审核开始就能了解创伤项目的情况,进而进一步体现审核前会议的价值。

现场审核时间需要8~10小时。医院内所有与创伤救护相关的区域均可能被审核。重点放在评估创伤患者的医疗记录及其相关救治的PIPS项目。现场审核以离院会谈结束,这是各位现场审核人员讨论审核结果和结论的会议。组长必须明确在裁定过程中可能需要调整的初步结果。

之后,现场核查人员将针对在离院会谈中的每一条结论提出支撑材料并形成报告。该报告将被提交至"认证、审核和咨询"项目的相关人员进行编辑并分送给主编后再提交给VRC进行讨论。现场审核人员在离院会谈中做出的口头报告不应被认为是最终结论。在形成最终报告之前,现场审核人员所采集的资料和之后形成的书面报告都必须经由VRC与VRC主席审核并核准。

VRC审核报告并确定是否存在缺陷以及明确医院是否达到认证标准。VRC主席具有签发最终认证的权限。这一过程保证了结果被正确解读、结论证据翔实,最终结论的一致性和专业性。终审过程可能会调整某些现场审核员做出的个人结论。VRC的审查程序确保了对书面材料的一致性解读。

整个核查过程的保密性确保这一系列过程的每一环节都将是具有建设性的过程,从而医院可以信任这一核查的过程。

如果通过认证,医院将被列在当前经认证医院的名单上,可在www.facs.org/search/trauma-centers进行在线查询。

## 复议程序流程

"验证、审核与咨询"项目政策和操作手册中列入了复议程序,可以通过书面申请的形式提出。

## 认证绩效改进过程

为了坚持以改进为目的进行自我评估的理念,"认证、审核与咨询"项目实施的流程确保了以令人满意的方式满足医院的需要。当医院收到最终报告时,另一包括诸多方面的调查问卷将同时被送至创伤医疗主任和创伤项目经理。这份问卷涵包含从核查前会议到最终报告质量的整个核查过程。问卷希望得到关于现场核查员的评价,医院被要求评价整个过程。VRC主席以及VRC委员将仔细阅读这些评价。在做出最终结论之前,要求快速完成这一问卷调查。但这一问卷调查并不会改变报告的结果。

由参审单位反馈的意见格外有价值。应反馈经常收到有帮助的、自发的评价意见。现场审核人员也在某些方面进行了改进,比如审核前问卷(prereview questionnaire,PRQ)的修订,比较少见的是他们接受调查或被从现场审核小组成员名单中删除。"认证、审核与咨询"项目委员成员几乎不会参加现场观察性分析。另外,要求创伤中心人员,现场审核小组成员、报告的主编以及"认证、审核与咨询"项目委进行反馈,会对每一位现场审核人员进行360°全面的评估。

引起最广泛关注的情形是当离院会谈和最终报告的结论存在明显差异的时候。这种情况将尤其棘

121

手，当 VRC 明确了其他更多的不足 / 缺陷并将其写入最终报告。审核时将极力告知医院 VRC 将根据报告的每一部分做出的最终决定。

　　"认证、审核与咨询"项目将对医院的需求感同身受，尤其是不断变化的社会经济条件导致医疗系统普遍存在突然出现的需求。ACS 发布的绩效持续改进方案对更好地满足创伤中心的需要是极为有帮助的。

## 申请表与现场审核信息

　　请求认证或咨询的信息请寄至：
　　美国外科医师学会
　　创伤项目组
　　认证、审核及咨询项目
　　633 N. Saint Clair St.
　　Chicago，IL 60611-3211
　　312-202-5134
　　这些表格均可在 ACS 网站上下载。网址：www.facs.org/quality-programs/trauma/vrc/site-packet.

（李子龙 译）

## 补充阅读

Brown JB, Watson GA, Forsythe RM, et al. American College of Surgeons trauma center verification versus state designation: Are Level II centers slipping through the cracks? *J Trauma Acute Care Surg*. 2013;75(1):44-49.

Demetriades D, Martin M, Salim A, et al. Relationship between American College of Surgeons trauma center designation and mortality in patients with severe trauma (injury severity score > 15). *J Am Coll Surg*. 2006;202(2):212-215.

Ehrlich PF, McClellan WT, Wesson DE. Monitoring performance: Longterm impact of trauma verification and review. *J Am Coll Surg*. 2005;200(2):166-172.

Ingraham A, Shukla R, Riebe J, Knudson MM, Johannigman J. Ohio Level III Trauma Center Consortium: The effect of a change in the surgeon response time mandate on outcomes within Ohio Level III trauma centers: It is all about commitment. *J Trauma*. 2010;68(5):1038-1043.

Maggio PM, Brundage SI, Hernandez-Boussard T, Spain DA. Commitment to COT verification improves patient outcomes and financial performance. *J Trauma*. 2009;67(1):190-194.

Sarkar B, Brunsvold ME, Cherry-Bukoweic JR, et al. American College of Surgeons' Committee on Trauma Performance Improvement and Patient Safety Program: Maximal impact in a mature trauma center. *J Trauma*. 2011;71(5):1447-1453.

# 第23章  标准快速参考指南

| 本书之前的章节旨在明确定义创伤中心是否具备为创伤患者提供最佳救治的资源的认证标准 | | 在各章中指出的需达到要求的标准在本章中都可以快速查阅 | |
|---|---|---|---|
| 章节 | 分级 | 按章节和分级列出的标准 | 类型 |
| **第1章  区域性创伤体系：最优要素、整合及评估** | | | |
| 1 | 一、二、三、四 | 每个创伤中心及其医护工作者是必不可少的系统资源，这些医护工作者必须是积极主动的参与者（CD 1-1） | 类型Ⅱ |
| 1 | 一、二、三、四 | 他们必须以某种方式发挥将基于创伤中心的标准化、一体化以及持续改进和患者安全的项目大力推广至整个区域的作用，与此同时，积极致力于整个创伤系统的规划和发展（CD 1-2） | 类型Ⅱ |
| 1 | 一、二、三、四 | 积极参与州和区域创伤系统的规划，发展和运作，对于所有经认证创伤中心及辖区内承担急诊救治的单位来说都是必不可少的（CD 1-3） | 类型Ⅱ |
| **第2章  创伤中心分级及其在创伤体系中的作用** | | | |
| 2 | 一、二、三、四 | 创伤中心必须具有整合一体的、实时的持续改进和患者安全项目来确保最佳救治和救治能力的持续改进（CD 2-1） | 类型Ⅰ |
| 2 | 一、二、三 | 外科的投入对正常运转的创伤中心至关重要（CD 2-2） | 类型Ⅰ |
| 2 | 一、二、三、四 | 创伤中心必须能够提供必要的人力和物力资源（实物产业和设备），以便正确管理与其认证水平一致的紧急救治水平（CD 2-3） | 类型Ⅱ |
| 2 | 一 | 一级创伤中心每年必须收治至少1 200名创伤患者入院，或者有240名住院患者其ISS大于15（CD 2-4） | 类型Ⅰ |
| 2 | 一、二、三 | 通过创伤PIPS项目和医院政策，创伤医疗主任必须有责任和权力在每年评审的基础上确定每位普通外科医师参与创伤小组的能力（CD 2-5） | 类型Ⅱ |
| 2 | 一、二 | 合格的外科主诊医师必须参与重大的治疗决策，参与急诊科现场重要复苏，参加手术，并积极参与危重创伤患者的危重症治疗（CD 2-6） | 类型Ⅰ |
| 2 | 一、二 | 毕业后第4或第5年的住院医师或参加创伤小组成员的急诊主诊医师可以被批准在等待外科主诊医师到达的过程中时开始进行复苏，但不能独立完成医师或替代外科主诊医师的责任（CD 2-6） | 类型Ⅰ |
| 2 | 一、二 | 如上，住院和急诊主诊医师的存在可以允许外科专科医师在院外待命值班。在这种情况下，必须建立当地标准和PIPS项目，以确定需要外科专科医师必须立即到达医院的条件（CD 2-7） | 类型Ⅱ |
| 2 | 一、二、三 | 对于一级、二级和三级创伤中心，希望外科医师在从现场获得充分的通知的情况下，在患者到达急诊科之际就出现在急诊科。医师如果启动最高级别的创伤小组，从患者到达一级和二级创伤中心计算，能接受的最长响应时间为15min；三级中心为30min。第5章表5-2列出了创伤小组全面启动的最低标准。这个项目必须证明外科医师至少有80%的时候在场才算达标（CD 2-8） | 类型Ⅰ |
| 2 | 四 | 对于四级创伤中心，医师（如果可能）或其他医务人员在从现场获得充分的通知的情况下，在患者到达急诊科之际就出现在急诊科。患者到达后，对于最高级别的创伤小组启动可接受的最长响应时间为30min。PIPS项目必须证明医师（如果可能）或其他医务人员医师至少有80%的时候在场才算达标（CD 2-8） | 类型Ⅰ |

| 2 | 一、二 | 对达到启动标准的患者来说，主诊外科医师应立即（15min 内）到达，且必须由医院的创伤 PIPS 计划（CD 2-9）进行监督（CD 2-9） | 类型Ⅰ |
|---|---|---|---|
| 2 | 一、二 | 值班的创伤外科医师上班期间只能服务于单一创伤中心（CD 2-10） | 类型Ⅱ |
| 2 | 一、二 | 此外，必须具有创伤外科备班值班表（CD 2-11） | 类型Ⅱ |
| 2 | 三 | 三级创伤中心必须一直具备普通外科的服务（CD 2-12） | 类型Ⅱ |
| 2 | 三、四 | 合乎需求的转运计划是必不可少的（CD 2-13） | 类型Ⅱ |
| 2 | 四 | 在辖区内高级创伤中心的参与下，必须建立并定期审核反映四级机构能力的合作治疗和转院指南（CD 2-13） | 类型Ⅱ |
| 2 | 四 | 四级医疗机构必须具备由医师或其他医务人员提供 24 小时的急诊服务（CD 2-14） | 类型Ⅱ |
| 2 | 四 | 四级中心的急诊科必须一直具备由注册护士和医师或其他医务人员实施的复苏能力，并且必须有医疗主任（CD 2-15） | 类型Ⅱ |
| 2 | 四 | 医师医疗救治人员必须具备高级创伤生命支持（ATLS®）课程的认证，这是证明其是否胜任创伤救治的一部分（CD 2-16） | 类型Ⅱ |
| 2 | 一、二、三、四 | 对于一、二、三和四级创伤中心，创伤医疗主任和创伤项目经理必须在创伤同行评审委员会专家委员会的指导下一起工作，明确不良事件，制定纠错措施方案，确保监督、重新评估及设定基准的方法（CD 2-17） | 类型Ⅱ |
| 2 | 一、二、三、四 | 一级、二级、三级和四级创伤中心的多学科创伤同行评审专家委员会必须定期召开会议，要求实施创伤复苏的医务人员出席，核查系统的和救治人员的问题，并提出改进创伤救治的方案（CD 2-18） | 类型Ⅱ |
| 2 | 一、二、三、四 | 一级、二级、三级和四级创伤中心 PIPS 计划必须具有审核环节来核查和改进儿童和成人患者的救治（CD 2-19） | 类型Ⅱ |
| 2 | 四 | 由于更需要与接收转院的创伤中心进行合作，四级创伤中心还必须积极参与区域和全州的创伤体系会议和接受委员会的监督（CD 2-20） | 类型Ⅱ |
| 2 | 四 | 四级创伤中心也必须是当地的创伤权威机构，并负责为院前和院内医护人员提供培训（CD 2-21） | 类型Ⅱ |
| 2 | 一、二、三、四 | 一级、二级、三级和四级创伤中心医疗机构必须参与区域性灾难应急管理计划和演习（CD 2-22） | 类型Ⅱ |
| 2 | 一、二、三 | 任何每年收治 15 岁以下创伤儿童超过 100 名的成人创伤中心，必须符合以下额外的标准以证明具备儿童创伤救治能力：创伤外科医师必须获得医院认证机构认可的儿童创伤救治资格（CD 2-23） | 类型Ⅱ |
| 2 | 一、二、三 | 急诊科、ICU 都必须具备儿童救治区域、有适用的复苏设备、专门的儿童创伤 PIPS 项目（CD 2-24） | 类型Ⅱ |
| 2 | 一、二、三 | 每年收治 15 岁以下创伤儿童少于 100 名的成人创伤中心，这些是理想的资源。然而，这些医院必须通过他们的 PIPS 项目核查对创伤儿童的救治（CD 2-25） | 类型Ⅱ |
| 第 3 章　院前创伤救治 | | | |
| 3 | 一、二、三、四 | 创伤项目必须参与院前人员的培训，参与制定和改进院前救治的规范，以及参与绩效改进和患者安全项目（CD 3-1） | 类型Ⅱ |
| 3 | 一、二、三、四 | 必须由创伤医疗团队建立指导院前创伤救治的规范，包括外科医师、急诊科医师、EMS 机构的医务主任以及提供基础和高级救治的院前人员（CD 3-2） | 类型Ⅱ |
| 3 | 一、二、三 | 严格的多学科绩效改进对于评估过度分拣和分拣不足的比例是至关重要的，以达到分拣不足低于 5% 的最佳目标（CD 3-3） | 类型Ⅱ |
| 3 | 一、二、三 | 创伤医疗主任必须参与创伤中心的"旁路/绕行（bypass）"协议的制定（CD 3-4） | 类型Ⅱ |

| | | | |
|---|---|---|---|
| 3 | 一、二、三 | 每次中心出现"旁路／绕行"情况,创伤外科医师必须参与决策(CD-3-5) | 类型Ⅱ |
| 3 | 一、二、三 | 创伤中心的"旁路／绕行"启动不能超过5% | 类型Ⅱ |
| 3 | 一、二、三、四 | 当要求创伤中心实行"旁路／绕行"协议或转送时,中心必须有通知调度和EMS机构的系统(CD 3-7)。中心必须做到以下几点:<br>• 提前安排可选的目的地<br>• 通知其他中心分流或咨询状况<br>• 维护分流记录<br>• 向绩效改进程序汇报所有分流和咨询情况 | 类型Ⅱ |
| **第4章** | **院间转运** | | |
| 4 | 一、二、三、四 | 直接的医师与医师间的交流至关重要(CD 4-1) | 类型Ⅱ |
| 4 | 一、二、三 | 在紧急情况下,将创伤患者转送到专业救治机构的决定必须完全基于患者的需要,而不是基于患者特殊的健康网络的要求(例如,保健机构或希望收治的机构)或患者的支付能力(CD 4-2) | 类型Ⅱ |
| 4 | 一、二、三、四 | 包含评估转送过程的高效PIPS项目是院间转运的重要方面(CD 4-3) | 类型Ⅱ |
| 4 | 一、二、三、四 | 对所有转运进行PIPS审核(CD 4-3) | 类型Ⅱ |
| **第5章** | **医院组织和创伤项目** | | |
| 5 | 一、二、三、四 | 医院做出成为创伤中心的决定,需要机构管理层和医务人员的承诺 | 类型Ⅰ |
| 5 | 一、二、三、四 | 管理层和医务人员需要提交管理承诺书(CD 5-1) | 类型Ⅰ |
| 5 | 一、二、三 | [管理]支持必须持续更新(每3年一次),而且必须在认证时是有效的(CD 5-2) | 类型Ⅱ |
| 5 | 一、二、三 | [医务人员]支持必须持续更新(每3年一次),而且必须在认证时是有效的(CD 5-2) | 类型Ⅱ |
| 5 | 一、二、三 | 创伤项目必须是多学科的,并且高于通常的分科等级(CD 5-4) | 类型Ⅱ |
| 5 | 一、二、三 | 创伤医疗主任(trauma medical director, TMD)必须是一名具有医师资格的普通外科医师(或美国外科医师学会根据目前的要求认证的普通外科医师)或美国外科专科医师协会成员且对创伤救治具有特别兴趣并承担创伤外科值班的普通外科医师(CD 5-5) | 类型Ⅰ |
| 5 | 一、二、三 | TMD必须在高级创伤生命支持(ATLS®)有效期内(CD 5-6) | 类型Ⅱ |
| 5 | 一、二 | TMD必须保持具有相关的创伤继续医学教育(每年16小时,或者3年48小时)(CD 5-7) | 类型Ⅱ |
| 5 | 一、二 | 一级和二级创伤中心的创伤医疗主任必须是区域性或者全国性创伤组织的委员,三级和四级机构的TMD最好也是(CD 5-8) | 类型Ⅱ |
| 5 | 一、二、三 | TMD必须有权管理创伤救治的所有方面(CD 5-9) | 类型Ⅱ |
| 5 | 一、二、三 | TMD必须主持和参加至少50%的多学科创伤同行评审委员会会议(CD 5-10) | 类型Ⅱ |
| 5 | 一、二、三 | TMD与TPM必须一起合作并有权纠正创伤救治中的不足,并将不符合规定标准的创伤小组成员从创伤值班安排中剔除(CD 5-11) | 类型Ⅱ |
| 5 | 一、二、三 | 此外,TMD必须以持续职业实践评估(ongoing professional practice evaluation, OPPE)对创伤医师进行年度评估,以及在PIPS结果提示存在问题时以重点职业实践评估(focused professional practice evaluation, FPPE)的形式对创伤医务人员进行评估(CD 5-11) | 类型Ⅱ |
| 5 | 一、二、三 | TMD必须有责任和权力以保证以上要求的依从性,并不能同时在多个创伤中心担任主任(CD 5-12) | 类型Ⅱ |
| 5 | 一、二、三、四 | 创伤中心必须定义分级激活的标准,表5-2列出了最高级别的启动创伤小组的六大要求(CD 5-13) | 类型Ⅱ |

| 5 | 一、二 | 在一级和二级创伤中心，最高级别的创伤小组启动激活要求全体创伤小组的响应时间在患者到达后15min内，标准应该包括生理标准和部分解剖标准（CD 5-14） | 类型Ⅱ |
|---|---|---|---|
| 5 | 三、四 | 在三级和四级创伤中心在30min内创伤团队必须集合完毕（CD 5-15） | 类型Ⅱ |
| 5 | 一、二、三、四 | 由创伤项目制定的其他级别创伤小组启动的可能标准，必须由基于当前的PIPS项目进行评估（CD 5-16），以确定用于明确需要启用完全创伤小组资源的患者阳性预测值 | 类型Ⅱ |
| 5 | 一、二、三 | 急诊科医师可能会初步评估一定层次的创伤患者，但是中心必须具备明确定义的响应要求，以使得能对需要收治入院的患者进行创伤手术评估（CD 5-16） | 类型Ⅱ |
| 5 | 一、二 | 在一级和二级创伤中心，严重创伤患者必须由有资格的创伤外科医师进行收治、评估并明确外科救治（CD 5-17） | 类型Ⅱ |
| 5 | 三 | 在三级中心，创伤患者可以由外科医师收治，但创伤项目的规范中必须规定创伤医疗主任具有监督这些患者救治的权力（CD 5-17） | 类型Ⅱ |
| 5 | 一、二、三 | 超过10%的受伤患者收入非手术科室，PIPS规范必须审核所有的非手术治疗的入院病例（CD 5-18） | 类型Ⅱ |
| 5 | 一、二 | 必须为创伤救治提供充足的基础条件和支持（CD 5-19） | 类型Ⅰ |
| 5 | 一、二 | 在教学机构，必须符合住院医师项目审核委员会的要求（CD 5-20） | 类型Ⅱ |
| 5 | 三 | 必须具有确认创伤患者，监督提供医疗救治服务，定期查房，并与医护人员进行正式和非正式讨论的方法（CD 5-21） | 类型Ⅰ |
| 5 | 一、二、三 | 除了管理能力之外，TPM还必须提供其受教育背景以及参与患者救治的临床工作经历的证据（CD 5-22） | 类型Ⅱ |
| 5 | 一、二 | 在一级和二级创伤中心，TPM必须是全职的并且致力于创伤项目（CD 5-23） | 类型Ⅱ |
| 5 | 一、二 | TPM必须提供受教育背景的证明，每年至少有16小时（内部或外部）创伤相关的继续教育和治疗创伤患者的临床经历（CD 5-24） | 类型Ⅱ |
| 5 | 一、二、三 | 创伤中心的PIPS项目具有由TMD领导的多学科创伤同行评审委员会（CD 5-25） | 类型Ⅱ |

## 第6章 临床功能：普通外科

| 6 | 一、二、三 | 救治创伤患者的普通外科医师必须满足一定的要求，如本文所述（CD 6-1）。这些要求可被分为四类：当前的执业医师资格、临床工作、绩效改进和患者安全及教育 | 类型Ⅱ |
|---|---|---|---|
| 6 | 一、二、三 | 由美国外科委员会根据当前的要求或替代途径进行认证的医师资格或者合格的认证，对于在一级、二级和三级创伤中心值班的创伤外科医师是必不可少的（CD 6-2） | 类型Ⅱ |
| 6 | 一、二、三 | 对于一级、二级、三级创伤中心，非医师资格认证的外科医师的替代标准（CD 6-3） | 类型Ⅱ |
| 6 | 一、二、三 | 普通外科手术是创伤外科医师的基本权利（CD 6-4） | 类型Ⅱ |
| 6 | 一、二 | 在一级和二级创伤中心，在值班时，创伤外科医师只能服务于一家创伤中心（CD 6-5） | 类型Ⅰ |
| 6 | 一、二 | 另外，必须公布创伤外科的备班值班时间表（CD 6-6） | 类型Ⅱ |
| 6 | 一、二、三、四 | 对于一级和二级创伤中心，最大可接受的反应时间是15min；对于三级和四级创伤中心，最大可接受的反应时间是30min。响应时间将从患者到达而不是从通知或激活开始。最高级别的启动必须满足主诊医师出现在现场的比例至少达到80%（CD 2-8） | 类型Ⅰ |
| 6 | 一、二、三 | 对于一级、二级和三级创伤中心，所有的手术都应该需要主诊医师出现在手术室。记录这种存在的机制是必要的（CD 6-7） | 类型Ⅱ |
| 6 | 一、二、三 | 在一级、二级、三级创伤中心，必须有一个多学科创伤同行评审委员会，创伤医疗主任担任主任（CD 5-25），包括普通外科的代表（CD 6-8），骨科（CD 9-16）、急诊医学科（CD 7-11）、ICU（CD 11-62）和麻醉科（CD 11-13）联络人，对于一级和二级创伤中心还有来自神经外科（CD 8-13）和放射科（CD 11-39）的联络人 | 类型Ⅱ |

| 6 | 一、二、三 | 普通外科医师的每个成员必须参加至少 50% 的多学科创伤同行评审委员会会议（CD 6-8） | 类型 II |
|---|---|---|---|
| 6 | 一、二、三 | 所有创伤小组的普通外科医师都必须成功地至少一次完成了高级创伤生命支持（ATLS®）课程（CD 6-9） | 类型 II |
| 6 | 一、二 | 创伤医疗主任必须平均每年获得 16 小时或 3 年 48 小时可证实的外部创伤相关的 CME（CD 5-7） | 类型 II |
| 6 | 一、二 | 在一和二级创伤中心，必须每年平均达到 16 小时的 CME 学习，或者是证明参与了由创伤项目组织的，根据实践学习原则、绩效改进和患者安全计划实施的内部教育过程（CD 6-10） | 类型 II |
| **第 7 章　临床功能：急诊医学科** | | | |
| 7 | 一、二、三 | 一级、二级和三级创伤中心的急诊科必须有认证的急诊科主任，由一定数量的其他医师支撑，以确保对创伤患者启动即刻救治（CD 7-1） | 类型 I |
| 7 | 一、二 | 在一级和二级创伤中心，必须一直具有急诊医师（CD 7-2） | 类型 I |
| 7 | 三 | 偶尔，在三级创伤中心，急诊医师可能短时间离开急诊科来处理院内的急诊问题，这类病例及其发生频率一定要由 PIPS 项目审核，以确保这种做法不会对急诊科患者的救治产生不良影响（CD 7-3） | 类型 II |
| 7 | 一、二、三 | 在具有急诊住院医师培训的机构中，必须由院内主诊医师全天进行监督（CD 7-4） | 类型 II |
| 7 | 一、二、三 | 创伤救治服务的负责人必须定义、认同并批准这些角色和责任（CD 7-5） | 类型 II |
| 7 | 一、二、三 | 在一级、二级、三级创伤中心根据当前急诊医学委员会根据当前的要求制定的医师资格或其他合格认证，或替代认证途径对急诊科医务人员和创伤患者救治是必不可少的（CD 7-6） | 类型 II |
| 7 | 一、二、三 | 在一级、二级和三级创伤中心，不具有美国医师资格的急诊医学科医师需要替代标准（CD 6-3） | 类型 II |
| 7 | 一、二、三 | 值班小组的急诊医师必须定期参与到创伤患者救治（CD 7-7） | 类型 II |
| 7 | 一、二、三 | 急诊科的代表必须参与院前 PIPS 计划（CD 7-8） | 类型 II |
| 7 | 一、二、三 | 在急诊科出现 PIPS 问题后，要为创伤外科主任指派急诊医师联络人（CD 7-9） | 类型 II |
| 7 | 一、二、三 | 急诊医师必须积极全面参与创伤 PIPS 项目和多学科创伤同行评审委员会（CD 7-10） | 类型 II |
| 7 | 一、二、三 | 多学科创伤同行评审委员会急诊医学科联络人必须至少参加 50% 的委员会会议（CD 7-11） | 类型 II |
| 7 | 一、二 | 在一和二级创伤中心，急诊医学科联络人必须平均每年获得 16 小时或 3 年 48 小时可证实的创伤相关外部 CME（CD 7-12） | 类型 II |
| 7 | 一、二 | 其他参与创伤治疗小组的急诊医师也必须具备知识并及时了解创伤患者的救治。这一要求可以通过记录每年平均 16 小时的创伤相关 CME 来达到，可以是创伤项目组织基于实践、PIPS 计划为基础的创伤项目进行的内部教育过程（CD 7-13） | 类型 II |
| 7 | 一、二、三 | 在一级、二级和三级创伤中心，所有具有医师资格或由合适的急诊医学会认可的资质合格的急诊医师必须至少成功完成一次 ATLS® 课程（CD 7-14） | 类型 II |
| 7 | 一、二、三 | 非急诊医学科以外的委员会认证的在急诊科治疗创伤患者的医师，ATLS® 认证要在有效期内（CD7-15） | 类型 II |
| **第 8 章　临床功能：神经外科** | | | |
| 8 | 一、二 | 如果这个外科医师不是神经外科主任，那么必须要指定一个神经外科的联络人（CD 8-1） | 类型 I |

| 8 | 一、二 | 对于所有的 TBI 和脊髓损伤患者必须持续进行神经创伤治疗,并且根据机构的特定标准在 30min 内响应( CD 8-2 ) | 类型 I |
|---|---|---|---|
| 8 | 一、二 | 创伤中心必须提供一个公布可靠的神经创伤值班时间表,并同时具有正式的应急计划,以便在神经外科、医院或系统内神经创伤患者超出负荷能力时进行应对( CD 8-3 ) | 类型 I |
| 8 | 一、二 | 当神经外科医师值班时工作超负荷,中心必须启动一个预先定义的并全面制订神经创伤分流预案( CD 8-4 )。预先设定好的、全面制订神经创伤分流预案必须包括以下内容:<br>● 神经外科咨询状态 / 分流的急诊医疗服务通告<br>● 通过 PIPS 项目程序对每个病例进行全面的审核<br>● PIPS 项目对该过程的有效性进行监督 | 类型 II |
| 8 | 一、二、三 | 当神经外科医师因为神经创伤患者入院而超出负荷时,应启动正式并已公布的应急预案,应急预案包括:<br>● 认证创伤外科医师具有可以初步评估和稳定神经创伤患者的资质<br>● 与级别相当或高一级别经认证创伤中心的转运协议<br>● 与接收机构直接联系以安排快速转运或持续监护支持<br>● PIPS 程序对该过程的有效性进行监督 | 类型 II |
| 8 | 一、二、三 | 如果一位神经外科医师在同一个局部地理区域内同时在两家中心值班,必须具备备班安排表( CD 8-6 )。 | 类型 II |
| 8 | 一、二、三 | 此外,持续改进过程必须表明提供了适当和及时救治( CD 8-6 ) | 类型 II |
| 8 | 三 | 三级创伤中心必须有创伤医疗主任批准的明确神经创伤患者是否继续留院救治还是应该转送的计划( CD 8-7 ) | 类型 II |
| 8 | 三 | 必须与合适的一级和二级中心具备转送协议( CD 8-8 ) | 类型 II |
| 8 | 三 | 在所有的病例中,无论患者是否收入院还是转送,救治都必须及时、适当,并由 PIPS 计划进行监督( CD 8-9 ) | 类型 I |
| 8 | 一、二、三 | 一级、二级、三级创伤中心的神经外科医师必须具有医师资格或由合适的神经外科委员会根据当前要求认为合格的资格或替代途径( CD 8-10 ) | 类型 II |
| 8 | 一、二、三 | 一级、二级、三级创伤中心无医师资格认证的神经外科医师的替代标准( CD 6-3 )。 | 类型 II |
| 8 | 一、二 | 有资格的神经外科医师应该常规参与对颅脑和脊髓创伤患者的救治,并且必须由医院确认为神经外科的基本权利( CD 8-11 ) | 类型 I |
| 8 | 一、二 | 神经外科服务必须积极参与整个创伤 PIPS 项目( CD 8-12 ) | 类型 II |
| 8 | 一、二 | 多学科创伤同行评审委员会中的神经外科联络人必须参加至少 50% 的委员会会议( CD 8-13 ) | 类型 II |
| 8 | 三 | 具有神经外科急诊手术病例的三级中心必须要求神经外科参加多学科创伤同行评审委员会( CD 8-13 ) | 类型 II |
| 8 | 一、二 | 神经外科联络人必须累积获得平均每年 16 小时或 3 年 48 小时的可证实的外部创伤相关的 CME( CD 8-14 ) | 类型 II |
| 8 | 一、二 | 这一要求可以通过记录每年平均 16 小时的创伤 CME,或通过创伤项目和神经外科联络人基于立足于实践的学习原则和 PIPS 项目原则制订的内部教育过程( IEP )来体现( CD 8-15 ) | 类型 II |
| 第 9 章　临床功能:骨科 | | | |
| 9 | 一、二 | 由于对骨骼肌肉创伤进行紧急和康复阶段治疗的技术和培训,物理和职业治疗师和康复专科医师在一级和二级是必需的( CD 9-1 ) | 类型 II |

| 9 | 一、二、三 | 为了对肌肉骨骼创伤实施急诊手术，手术室必须能迅速准备完成，比如对开放性骨折进行清创和固定，外支架固定和筋膜间室减压 | 类型Ⅰ |
|---|---|---|---|
| 9 | 一、二 | 在一级和二级创伤中心，必须具备有组织的系统对肌肉骨骼创伤进行安排，避免不必要的延误或其他不合适的时间与其他更紧急的手术或其他择期手术产生冲突（CD 9-3） | 类型Ⅱ |
| 9 | 一、二、三 | 一级、二级和三级创伤中心必须有担任创伤项目联络人的骨科医师（CD 9-4） | 类型Ⅰ |
| 9 | 一 | 在一级创伤中心，必须由骨创伤学会认定的、已完成创伤骨科专科医师培训的人员监督骨科救治（CD 9-5） | 类型Ⅰ |
| 9 | PTC 一 | 在一级儿科创伤中心，如果有正式的转运协议明确哪些患者需要转运到更高一级的骨科救治，并且确保所有转运患者（或潜在转运患者）都纳入绩效改进过程进行审核，可以满足要求（CD 9-5） | 类型Ⅰ |
| 9 | 一、二 | 骨科团队必须具备专门的值班安排，或具备有效的备班值班系统（CD 9-6） | 类型Ⅱ |
| 9 | 一、二 | 根据机构特定标准，对于多部位损伤患者，在外科创伤小组组长要求会诊后的30min内他们必须到达创伤复苏单元（CD 9-7） | 类型Ⅱ |
| 9 | 一、二 | 绩效改进程序必须确保及时和合适的救治（CD 9-8） | 类型Ⅱ |
| 9 | 一、二 | 如果值班的骨科医师不能及时做出响应，必须具备备班会诊医师（CD 9-9）。 | 类型Ⅱ |
| 9 | 一、二 | 骨科医师联络人负责设计这种排班计划，但需要创伤项目主任批准（CD 9-10） | 类型Ⅱ |
| 9 | 一、二 | 创伤中心必须具备救治现代肌肉骨骼创伤所有的必要资源，包括仪器、设备和人员，以及进行肌肉骨骼创伤手术的准备齐全的手术室（CD 2-3） | 类型Ⅱ |
| 9 | 三 | 三级机构在人员和资源上差别很大，他们可以承担骨骼软组织创伤救治，但是他们必须每天24小时有骨科医师值班（CD 9-11） | 类型Ⅱ |
| 9 | 三 | 如果值班骨科医师不仅为一个机构服务，那么就需要公布备班值班表（CD 9-12） | 类型Ⅱ |
| 9 | 三 | PIPS项目必须审查转送决策或留治骨科创伤病例的适当性（CD 9-13） | 类型Ⅱ |
| 9 | 一、二 | 在一级和二级中心，必须有关于下列紧急骨科救治的规范：<br>1）留治和转送患者骨盆和髋部骨折的类型和严重程度<br>2）多发伤患者长骨骨折的救治时机<br>3）开放骨折冲洗时长。PIPS程序必须包括这些规范（CD 9-14） | 类型Ⅱ |
| 9 | 一、二、三 | 骨科必须积极参与整体的创伤PIPS项目和多学科创伤同行评审委员会（CD 9-15）。 | 类型Ⅱ |
| 9 | 一、二、三 | 创伤PIPS项目的骨科医师必须参加至少50%的多学科创伤同行评审委员会会议（CD 9-16）。 | 类型Ⅱ |
| 9 | 一、二、三 | 对于在一级、二级和三级创伤中心中承担创伤值班任务的骨科医师必须具备医师资格或由合适的骨科委员会进行认证符合资格的医师，或者替代途径认证（CD 9-17）。 | 类型Ⅱ |
| 9 | 一、二、三 | 在一级、二级或三级创伤中心，非委员会认证的骨科外科医师，需要替代标准（CD 6-3）。 | 类型Ⅱ |
| 9 | 一、二 | 在一级和二级中心担任创伤项目联络人的骨科医师，必须获得平均每年16小时或者3年48小时的可证实的外部创伤相关的医学继续教育（CME）（CD 9-18）。 | 类型Ⅱ |
| 9 | 一、二 | 这一要求可以通过记录每年平均16小时的创伤CME，或者通过创伤项目和神经外科联络人基于实践的学习原则和PIPS项目原则制定的内部教育过程（IEP）来体现（CD 9-19） | 类型Ⅱ |
| 第10章　儿科创伤救治 | | | |
| 10 | PTC 一、二 | 作为儿科创伤中心进行认证的医院必须在满足儿童救治资源要求的基础上还必须满足与成人创伤中心一样的资源要求（CD 2-3）（表10-1） | 类型Ⅱ |

| 10 | PTC 一 | 一级儿科创伤中心必须每年收治 200 名以上的 15 岁以下的儿童创伤患者（CD 10-1） | 类型 I |
|----|--------|-----------------------------------------------------------------------------------------------------------------------------------------------------|--------|
| 10 | PTC 二 | 二级儿科创伤中心每年必须接纳 100 名以上的 15 岁以下的儿童创伤患者（CD 10-2） | 类型 I |
| 10 | PTC 一、二 | 所有的一级和二级儿科创伤中心必须有一个专门的儿童创伤项目经理（CD 10-3） | 类型 I |
| 10 | PTC 一、二 | 所有的一级和二级儿科创伤中心必须有一个儿童创伤登记员（CD 10-4） | 类型 II |
| 10 | PTC 一 | 在一级儿科创伤中心，儿童创伤项目经理必须是专门的儿童创伤服务的全职岗位（CD 10-5） | 类型 II |
| 10 | PTC 一、二 | 所有的儿科创伤中心必须有一个儿童创伤专门的绩效改进和患者安全（PIPS）项目（CD10-6） | 类型 I |
| 10 | PTC 一、二 | 此外，所有的儿科创伤中心都必须有以下项目：儿童康复项目、儿童生活和家庭支持项目、儿童社会工作、儿童保护服务、儿童伤害预防、社区延伸、卫生专业人员以及社区普通公众儿童创伤患者救治教育（CD 10-7） | 类型 II |
| 10 | PTC 一、二 | 一级和二级儿科创伤中心必须建立评估儿童是否被虐待的机制（CD 10-8） | 类型 II |
| 10 | PTC 一 | 一级儿科创伤中心必须有明确的儿童创伤研究（CD 10-9） | 类型 II |
| 10 | PTC 一 | 一级儿科创伤中心的研究要求与成人一级创伤中心的相当（CD 10-10） | 类型 II |
| 10 | PTC 一 | 在一级成人和儿科的综合中心，要求 50% 的研究必须是儿童创伤研究（CD 10-11） | 类型 II |
| 10 | PTC 一 | 一级儿科创伤中心必须有至少两名具有医师资格的或由美国外科委员会根据现有儿童外科要求认证为合格的外科医师（CD 10-12） | 类型 I |
| 10 | PTC 一 | 在岗人员中必须至少一名具有医师资格的外科医师或由合适的骨科委员会认证为合格的外科医师（医师见第 9 章，临床功能：骨科），并也完成了儿科专科培训（CD 10-13） | 类型 I |
| 10 | PTC 一 | 此外，根据目前医师资格该委员会的要求，在岗人员中必须至少一名具有医师资格的外科医师或由合适的神经外科委员会认证为合格的外科医师（见第 8 章，临床功能：神经外科），并也完成了儿科专科培训（CD 10-14） | 类型 I |
| 10 | PTC 一 | 在岗人员中必须额外至少一名具有医师资格的骨科医师或由合适的骨科委员会认证为合格的外科医师（CD 10-15），并也完成了儿科专科培训，且证明对儿童创伤救治展现出兴趣和技术能力 | 类型 II |
| 10 | PTC 一 | 在岗人员中必须额外一名具有医师资格的神经外科医师或由合适的神经外科委员会认证为合格的外科医师，且证明对儿童创伤救治展现出兴趣和技术能力 | 类型 II |
| 10 | PTC 一 | 必须有两名具备医师资格或根据目前儿科危重症医学的要求认证合格的医师；或具有美国儿科外科学和外科重症救治的医师资格认证（CD 10-17） | 类型 I |
| 10 | PTC 一 | 必须有两名根据目前儿科急诊医学的要求具备急诊医师资格或认证合格的医师（CD 10-17） | 类型 II |
| 10 | PTC 一、二 | 儿童重症监护室必须由医院认证的医护人员驻守，从事各自领域的儿童创伤救治（CD 10-19） | 类型 II |
| 10 | PTC 一、二 | 急诊科的儿科单元由医院认证的医护人员驻守，从事各自领域的儿童创伤救治（CD 20-20） | 类型 II |
| 10 | PTC 二 | 在二级儿科创伤中心，根据目前儿外科医师资格的要求具备医师资格的外科医师或由外科医师资格委员会认证为合格的外科医师（CD 10-21） | 类型 I |
| 10 | PTC 二 | 必须有一名具备骨科医师资格或由合适的骨科医师资格委员会认证的骨科医师并明确显示在儿童创伤救治方面的兴趣和技术（CD 10-22） | 类型 II |
| 10 | PTC 二 | 必须有一名具有医师资格的神经外科医师或由合适的神经外科委员会认证为合格的外科医师（CD 10-23）。 | 类型 I |

| 10 | PTC 一 | 在一级儿科创伤中心,儿童创伤医疗主任必须具备根据目前儿外科要求制定的外科医师资格认证或由外科医师资格委员会认定合格的医师,或者可以选择具备美国外科医师学会会员资格(Fellow of the American College of Surgeons, FACS)的儿童外科医师,并对儿童创伤救治具有特别的兴趣,而且必须参与创伤值班(CD 10-24) | 类型 I |
|---|---|---|---|
| 10 | PTC 二 | 二级儿科创伤中心,儿童创伤医疗主任必须具备儿童外科医师资格或由美国外科医师委员会根据目前儿童外科要求认证合格的外科医师。此人必须是具备医师资格的普通外科医师或美国外科委员会根据目前服务儿童创伤的要求认证为合格的普通外科医师,如以下段落中所定义(CD 10-25) | 类型 I |
| 10 | PTC 一、二 | 根据目前的要求,当儿科外科医师的数量太少,不足以维持儿童创伤专业组的时候,具备医师资格的普通外科医师或美国外科委员会根据目前服务儿童创伤的要求认证为合格的普通外科医师可以承担儿童创伤救治服务。在此情况下,医院必须认可其从事儿童创伤救治,成为成人创伤专业委员会的成员,并由儿童创伤医疗主任批准(CD 10-26) | 类型 I |
| 10 | PTC 一 | 最低限度,一级儿科创伤中心必须具有高年资住院医师(临床 PGY 3-5)持续进行创伤外科轮转,他们是医学教育认证委员会的认证项目的一员(CD 10-27) | 类型 I |
| 10 | PTC 一 | 最低限度,轮转应该包括以下所有专业的住院医师项目:普通外科、骨科、急诊医学科和神经外科。他们也应该包括支持儿童外科专科医师培训(CD 10-28) | 类型 I |
| 10 | PTC 一、二 | 在一级和二级创伤中心,其他提供创伤儿童救治但非儿科专门培训的专科医师(麻醉、神经外科、骨科、急诊医学科、影像学以及康复医学)应该在儿童创伤救治方面具备足够的培训和经验,并且了解专业领域内当前的儿童创伤处置知识。儿童创伤项目必须为专科医师提供儿科专科教育培训(CD 10-29) | 类型 II |
| 10 | PTC 一、二 | 一级和二级儿科创伤中心必须提供由儿童创伤医疗主任领导的有组织的儿童创伤服务(CD 10-30) | 类型 I |
| 10 | PTC 一、二 | 儿童创伤救治单位必须保持监督患者在 ICU 时的处置(CD 10-31) | 类型 II |
| 10 | PTC 一、二 | 尽管关键的治疗决策需创伤救治服务认可,创伤救治提供者应该与儿童重症医务人员合作。还必须告知创伤救治服务重要的临床变化(CD 10-32) | 类型 II |
| 10 | PTC 一、二 | 儿童 ICU 的外科主任必须积极参与儿童 ICU 的管理,以制定 ICU 外科患者救治的路径与规范,以及 ICU 内部的绩效改进,以及具有重症救治资质为佐证(CD 10-33) | 类型 I |
| 10 | PTC 一、二 | 具有儿科治疗职责的儿童外科医师或创伤外科医师,必须全面参与收治 ICU 的创伤儿童的救治(CD 10-34) | 类型 II |
| 10 | ATCTIC 一、二 | 每年收治 15 岁以下的创伤儿童超过 100 人的成人创伤中心,必须满足以下额外的标准来证明其具备儿童创伤的救治能力(CD 2-23) | 类型 II |
| 10 | ATCTIC 一、二 | 创伤外科医师必须得到医院资质认证机构的儿童创伤救治认证(CD 2-23) | 类型 II |
| 10 | ATCTIC 一、二 | 必须具备急诊科儿童救治区域、儿童 ICU、合适的复苏设备,以及儿童创伤专门的创伤 PIPS 项目(CD 2-24) | 类型 II |
| 10 | ATCTIC 一、二 | 收治 15 岁以下的创伤儿童少于 100 人的成人创伤中心,这些资源是理想的。但是,这类医院必须通过 PIPS 项目对所有的儿童创伤救治进行审核(CD 2-25) | 类型 II |
| 10 | PTC 一、二 | 一和二级的儿科创伤中心必须向国家创伤数据库(NTDB)提交数据(CD 10-35) | 类型 II |
| 10 | PTC 一、二 | 儿童创伤医疗主任主持创伤同行评审委员会,该委员会包括儿科/普通外科医师和来自儿科/普通外科、骨科、神经外科、急诊医学科、儿科重症医学、麻醉和放射科的联络人参与,通过审核特定死亡病例、并发症和前哨事件,以明确问题和合适的反应,提高创伤治疗水平(CD 10-36) | 类型 I |
| 10 | PTC 一、二 | 上文提及的代表必须出席至少 50% 的创伤同行评审会议,必须正式书面记录出席情况(CD 10-37) | 类型 II |

| 10 | PTC 一、二 | 救治儿童创伤患者的儿科医师和普通外科医师专家组成员必须参加至少50%的创伤同行评审会议（CD 10-38） | 类型Ⅱ |
|---|---|---|---|
| 10 | PTC 一、二 | 在一和二级儿科创伤中心，儿童创伤医疗主任和来自神经外科、骨科、神经外科、急诊医学科、儿科重症医学、麻醉、和放射科的联络人必须各自积累平均每年16小时或3年48小时的可证实的外部创伤相关的CME，其中至少12小时（3年）必须与临床儿童创伤救治相关（CD 10-39） | 类型Ⅱ |
| 10 | PTC 一、二 | 其他在一级和二级儿科创伤中心为创伤提供救治的普通外科医师、骨科医师、神经外科医师、急诊科医师和ICU医师，也必须具有相应的知识积累并一直进行知识更新。这一要求可以通过书面的获得每年平均16小时的创伤CME，或者通过书面记录基于实践的学习原则和PIPS项目的原则基础上由创伤项目实施的内部教学过程来证明（CD 10-40） | 类型Ⅱ |
| **第11章 临床学科协作** | | | |
| 11 | 一、二、三 | 麻醉科对严重受伤患者救治至关重要，必须急诊手术时必须30min内就位（CD 11-1） | 类型Ⅰ |
| 11 | 一、二、三 | 麻醉科对严重受伤患者的救治至关重要，必须在30min内处置建立气道管理问题（CD 11-1） | 类型Ⅰ |
| 11 | 一、二 | 在一级或二级创伤中心，创伤患者的麻醉管理必须由一位经验丰富并从事于创伤患者救治的麻醉师组织和监督，他也是作为创伤项目的指派联络员（CD 11-3） | 类型Ⅰ |
| 11 | 一、二、三 | 在一级、二级和三级创伤中心，必须指定一个合格的、专门的麻醉医师作为创伤项目联络人（CD 11-3） | 类型Ⅰ |
| 11 | 一、二 | 在一级和二级创伤中心，必须院内全天能够提供麻醉医疗（CD 11-4） | 类型Ⅰ |
| 11 | 一、二 | 当高年资麻醉住院医师或认证注册的麻醉专科护士（CRNA）一般可以满足要求但仍建议麻醉主诊医师能够值班，并能在30min内到达手术室（CD 11-5） | 类型Ⅰ |
| 11 | 一、二、三 | 医院的绩效改进和患者安全（PIPS）项目必须记录麻醉管理是否准备好和对气道管理或手术的延迟（CD 11-6） | 类型Ⅱ |
| 11 | 三 | 在三级创伤中心，不强求院内麻醉服务，但麻醉师或CRNA必须在30min内准备好（CD 11-7） | 类型Ⅰ |
| 11 | 三 | 在没有院内麻醉科的三级创伤中心，必须要有规范确保条款规定确保麻醉医师在得到通知和要求后30min内及时到达（CD 11-8） | 类型Ⅰ |
| 11 | 三 | 在这种情况下，需要正式记录具备紧急气道管理技术的医师的在场（CD 11-9） | 类型Ⅰ |
| 11 | 一、二 | 所有值班麻醉师都必须成功地完成麻醉住院医师培训项目（CD 11-10） | 类型Ⅰ |
| 11 | 一、二 | 此外，在一级和二级创伤中心，麻醉学家必须按照当前麻醉学的要求得到目前的委员会认证或麻醉委员会资格认证（CD 11-10） | 类型Ⅰ |
| 11 | 一、二 | 进一步，一级和二级创伤中心值创伤班的麻醉师，必须具备医师资格或具备合适的麻醉学会根据当前麻醉学的要求认定为合格（CD 11-11） | 类型Ⅰ |
| 11 | 一、二、三 | 在一级、二级和三级创伤中心，麻醉师联络人必须参加创伤PIPS项目（CD 11-12） | 类型Ⅱ |
| 11 | 一、二、三 | 由创伤PIPS项目书面记录参加创伤项目的麻醉学联络人必须至少参加50%的多学科的同行评审会议（见第16章，绩效改进和患者安全）（CD 11-13） | 类型Ⅱ |
| 11 | 一、二 | 手术室必须有足够的人手，并且在一级和二级创伤中心15min内可用（CD 11-14） | 类型Ⅰ |
| 11 | 一、二 | 在一级和二级创伤中心，如果第一个手术间被占用，必须另有人手足够的手术间（CD 11-15） | 类型Ⅱ |
| 11 | 一、二 | 必须通过PIPS程序持续评估手术室工作人员的可获得性，以及手术开始时间，执行措施以确保最佳救治（CD 11-16） | 类型Ⅱ |

| 11 | 三 | 在三级创伤中心，手术室必须有足够的人手，并且在30min内可用（CD 11-17） | 类型Ⅰ |
|---|---|---|---|
| 11 | 三 | 如果值班组正在工作，PIPS项目必须持续评估手术室人员是否可用和开始手术是否及时（CD 11-18） | 类型Ⅱ |
| 11<br>11 | 一、二、三 | 所有创伤中心必须有快速输液装置，患者和液体的加温装置，术中影像学的能力，骨折固定的设备，以及支气管镜和胃肠道镜检查设备（CD 11-19） | 类型Ⅰ |
| 11<br>11 | 一、二、三 | 在一级、二级和三级创伤中心必须具备进行开颅手术的必要设备（CD 11-20）。只有不具备神经外科的三级创伤中心才不要求开颅手术设备 | 类型Ⅰ |
| 11 | 一 | 一级创伤中心必须全天具备心胸外科手术能力，并且应具备心肺体外循环分流设备（CD11-21） | 类型Ⅱ |
| 11 | 一、二 | 在一级和二级创伤中心，如果不能立即获得心肺体外循环支持设备，应有应急计划，包括立即转运到合适的中心，以及100%对所有患者进行绩效改进审查，必须到位（CD 11-22） | 类型Ⅱ |
| 11 | 一 | 在一级创伤中心手术显微镜必须全天可用（CD 11-23） | 类型Ⅱ |
| 11 | 一、二、三 | 在一级、二级和三级创伤中心，由具备资质的护士负责的麻醉恢复室（PACU），如果需要，必须全天都能提供麻醉恢复阶段的管理（CD 11-24） | 类型Ⅰ |
| 11 | 一、二、三 | 如果是由外援的值班小组来满足该可用性要求，PIPS项目必须记录该要求所需的PACU护士的可用性和依从性（CD 11-25） | 类型Ⅱ |
| 11 | 一、二、三 | PACU必须具备必要的设备进行监护和复苏患者，且于该机构颁布的救治程序相统一（CD 11-25） | 类型Ⅰ |
| 11 | 一、二、三 | 最低限度，PIPS项目必须说明对末梢氧饱和度检测、呼气末二氧化碳监测、动脉血压检测、肺动脉导管、患者复温和颅内压监测的需要（CD 11-27） | 类型Ⅱ |
| 11 | 一、二、三 | 创伤中心必须制定政策，以确保需要复苏和监测的患者由合适的经过培训的人员护送前往放射科接受检查（CD 11-28） | 类型Ⅱ |
| 11 | 一、二、三、四 | 所有创伤中心必须全天具备常规的放射检查（CD11-29） | 类型Ⅰ |
| 11 | 一、二、三 | 一级、二级和三级创伤中心必须全天能够进行计算机断层扫描（CT）（CD-11-30） | 类型Ⅰ |
| 11 | 一、二 | 在一级、二级创伤中心必须具备院内的放射科和CT技师（CD 11-31） | 类型Ⅰ |
| 11 | 一、二、三 | 在一级、二级和三级创伤中心，具有资质放射科医师必须在30min内亲自或通过电话会诊解读影像学表现（CD 11-32） | 类型Ⅰ |
| 11 | 一、二 | 在一级和二级创伤中心，合格的放射科医师必须在30min内完成复杂的影像学检查，或者介入手术（CD 11-33） | 类型Ⅱ |
| 11 | 一、二、三 | 在一级、二级和三级创伤中心的诊断信息必须及时以书面或电子形式告知（CD 11-34） | 类型Ⅱ |
| 11 | 一、二、三 | 被认为立即影响患者救治的关键信息必须及时与创伤小组沟通（CD 11-35） | 类型Ⅱ |
| 11 | 一、二、三 | 最终报告必须准确地反映与创伤小组沟通的时间顺序和内容，包括初步和最终诊断间的变化（CD 11-36） | 类型Ⅱ |
| 11 | 一、二、三 | PIPS项目必须监督初步报告和最终报告之间的变化，以及漏诊的损伤（CD 11-37） | 类型Ⅱ |
| 11 | 一、二 | 一级和二级机构中，必须制定一名放射科医师作为创伤项目的联络人（CD 11-38） | 类型Ⅱ |
| 11 | 一、二 | 放射科医师联络人必须参加至少50%的同行评审会议，并应教育和指导整个创伤小组正确地使用放射检查（CD 11-39） | 类型Ⅱ |
| 11 | 一、二 | 在一级和二级创伤中心，放射科联络人必须加入创伤PIPS项目（CD 11-40） | 类型Ⅱ |
| 11 | 一、二 | 最低限度，放射科医师必须参与到与影像诊断有关的规范制定和趋势分析中（CD 11-41） | 类型Ⅱ |

| 11 | 一、二 | 一级和二级机构必须具备在位的机制以便阅读辖区内转诊前来患者的影像学资料（CD 11-42） | 类型Ⅱ |
|---|---|---|---|
| 11 | 一、二 | 一级、二级创伤中心，值创伤班的放射医师必须具备医师资格或根据当前要求由合适的放射学委员会认可合格的认证（CD 11-43） | 类型Ⅱ |
| 11 | 一、二 | 一级、二级创伤中心必须全天能够进行介入放射治疗和超声检查（CD 11-44） | 类型Ⅰ |
| 11 | 一、二 | 一级、二级创伤中心全天提供磁共振成像（MRI）检查（CD 11-45） | 类型Ⅱ |
| 11 | 一、二 | 核磁共振技术员可以在医院外值班，PIPS 项目记录和审核是否在 1 小时内到达。这一次应该符合目前的临床指南（CD 11-46） | 类型Ⅱ |
| 11 | 三 | 在三级中心，如果 CT 技术员在院外值班，PIPS 项目必须正式规定并审核是否在接到通知 1 小时内到达医院（CD 11-47） | 类型Ⅱ |
| 11 | 一 | 在一级创伤中心，具有外科重症救治的外科医师是外科 ICU 的领导，危重患者应在指定的 ICU 接受治疗（CD 11-48） | 类型Ⅰ |
| 11 | 一 | 必须由具有外科重症治疗资质的外科医师担任 ICU 主任（CD 11-49） | 类型Ⅱ |
| 11 | 一 | ICU 医护团队可以来自不同专科，但必须如上文所述，需要外科作为领导（CD 11-49） | 类型Ⅱ |
| 11 | 一 | ICU 必须配备专门的医务工作者，且必须由 ICU 主任领导（CD 11-50） | 类型Ⅱ |
| 11 | 一 | 院内训练有素的医师在 15min 内到达为 ICU 的患者提供全天的救治（CD 11-51） | 类型Ⅰ |
| 11 | 一 | 如果创伤主诊医师负责 ICU，则必须明确后备 ICU 主诊医师随时待命（CD 11-52） | 类型Ⅱ |
| 11 | 二、三 | 在二级和三级创伤中心，外科医师必须担任 ICU 的共同主任或主任，并积极参与和负责、制定与管理与创伤危重症患者相关的工作和决策制定（CD 11-53） | 类型Ⅱ |
| 11 | 二、三 | 在二级机构，ICU 主任或共同主任必须具备外科重症资格或具有合格的外科重症治疗认证。在二级和三级机构中，ICU 主任或共同主任必须是一名目前具有外科医师资质或根据目前要求具有合格认证的外科医师（CD 11-54） | 类型Ⅱ |
| 11 | 二 | 在二级创伤中心，全天要求危重患者必须在 15min 内能够由具有认证的医师进行治疗处置干预（CD 11-55） | 类型Ⅰ |
| 11 | 三 | 在三级创伤中心，要求危重患者必须在 30min 内能够由具有认证的医师进行治疗处置干预，并具有正式的急诊处置预案（CD 11-56） | 类型Ⅰ |
| 11 | 三 | 在三级创伤中心，PIPS 项目必须审查所有 ICU 收治和转院的患者，以确保留院治疗的患者对比转送至高一级中心的患者都是选择正确的（CD 11-57） | 类型Ⅱ |
| 11 | 一、二、三 | 在一级、二级和三级创伤中心，创伤外科医师必须自始至终对患者负责并协调所有的治疗决定（CD 11-58） | 类型Ⅰ |
| 11 | 一、二、三 | 许多日常救治需求可以与专门的 ICU 团队合作处置，但必须通知创伤外科医师，并同意由 ICU 小组做出的重要治疗和处置（CD 11-59） | 类型Ⅰ |
| 11 | 一、二、三、四 | 对于所有的创伤中心，PIPS 项目必须书面记录是否及时和正确地提供 ICU 救治（CD 11-60） | 类型Ⅱ |
| 11 | 一、二、三 | 在一级、二级和三级创伤中心，PIPS 项目必须持续监督具有认证的 ICU 医师的及时响应（CD 11-60） | 类型Ⅱ |
| 11 | 一、二、三 | 必须有一个指定的重症监护病房 ICU 的创伤项目联络人（CD 11-61） | 类型Ⅱ |
| 11 | 一、二、三 | ICU 联络人必须至少出席 50% 的多学科同行评审会议，并由创伤 PIPS 项目正式书面记录（CD 11-62） | 类型Ⅱ |
| 11 | 一、二 | 在一级和二级中心的创伤项目，ICU 联络人必须获得平均明年 16 小时或 3 年 48 小时可证实的创伤相关的院外医学继续教育（CME）（CD 11-63） | 类型Ⅱ |

| 11 | 一、二 | 获得每年平均 16 小时的创伤 CME 学习，或通过创伤项目与 ICU 联络人共同实施的内部教育计划，以及基于实践原则和 PIPS 项目的学习，必须记录这一要求（CD 11-64） | 类型Ⅱ |
|---|---|---|---|
| 11 | 一、二、三 | 在一级、二级和三级创伤中心，全天必须具备符合资质的 ICU 护士为患者在 ICU 期间提供护理（CD 11-65） | 类型Ⅰ |
| 11 | 一、二、三 | ICU 的患者/护士比例不得超过 2∶1（CD 11-66） | 类型Ⅱ |
| 11 | 一、二、三 | ICU 必须有必要的设备来监控和恢复患者（CD 11-67） | 类型Ⅰ |
| 11 | 一、二、三 | 在一级、二级创伤中心和具有收治神经外科创伤患者的神经外科相关科室的三级中心，必须具有颅内压监测设备（CD 11-68） | 类型Ⅰ |
| 11 | 三 | 在没有通知创伤机构并获得同意的情况下，初级保健医师不能收入院或者转诊创伤患者，PIPS 项目必须监督这一指南是否被遵守（CD 11-69） | 类型Ⅱ |
| 11 | 一 | 一级机构要准备处置最复杂的创伤患者，并且必须具备所有外科专科医师，包括骨科、神经外科、心脏外科、胸外科、血管外科、手外科、显微血管外科、整形外科、妇产科、眼科、耳鼻科和泌尿外科的专科医师（CD 11-70） | 类型Ⅰ |
| 11 | 二 | 二级中心必须有外科专科与一级创伤中心相当，并且应该能够进行心外科手术（CD 11-71）。（一级创伤中心设备必须有骨科手术、神经外科、胸外科、血管外科、手外科、微血管外科、整形外科、产科和妇科外科、眼科、耳鼻科和泌尿外科的专科医师） | 类型Ⅰ |
| 11 | 三 | 三级创伤中心必须具备专门的骨科医师（CD 11-72） | 类型Ⅰ |
| 11 | 一、二、三 | 对于所有被送至专科救治的患者，如烧伤治疗、微血管手术、心肺分流单元、复杂的眼科手术或高度复杂性的骨盆骨折，必须与同级或高一级认证创伤中心已具备书面协议。如果启动此手段，则需要具有加急的重症救治转送、随访和绩效监督的明确方案（CD 8-5）。如果要转送复杂的病例，应具备应急方案，且必须包括以下内容：<br>● 允许创伤外科医师进行初步评估和稳定的认证方案<br>● 与同级或高一级认证创伤中心已具备书面协议<br>● 直接与接收单位联系，安排加急转运或持续监测支持<br>● PIPS 项目必须监督此过程的高效性 | 类型Ⅱ |
| 11 | 一、二 | 在一级和二级创伤中心，在岗专科医师必须包括心内科医师、内科医师、消化内科医师、传染病专科医师、呼吸内科医师、肾内科医师及其相关的支撑团队（例如呼吸治疗、透析小组和营养支持）（CD 11-73） | 类型Ⅱ |
| 11 | 三 | 在三级机构中，必须有内科专科医师在岗（CD 11-74） | 类型Ⅱ |
| 11 | 一、二 | 有些支持设施必须用于创伤患者救治。在一级和二级创伤中心，院内全天必须具备呼吸治疗师（CD 11-75） | 类型Ⅰ |
| 11 | 三 | 在三级中心，全天必须有呼吸治疗师值班（CD 11-76） | 类型Ⅰ |
| 11 | 一、二 | 在一级和二级创伤中心，必须具备紧急血液透析能力（CD 11-77） | 类型Ⅱ |
| 11 | 三 | 没有透析能力的三级创伤中心必须具备转送协议（CD 11-78） | 类型Ⅱ |
| 11 | 一、二 | 在一级和二级创伤中心中必须具备营养支持能力（CD 11-79） | 类型Ⅱ |
| 11 | 一、二、三、四 | 在各级创伤中心，实验室必须全天能进行血液以及其他体液的标准分析，包括需要的微量分析（CD 11-80） | 类型Ⅰ |
| 11 | 一、二、三、四 | 血库必须具备血型鉴定和交叉配血（CD 11-81） | 类型Ⅰ |
| 11 | 一、二 | 对一级和二级中心，血库库存必须有足够的红细胞，新鲜的冰冻血浆，血小板，冷沉淀，以及必要的凝血因子以满足创伤患者的需要（CD 11-82） | 类型Ⅰ |
| 11 | 三 | 在三级中心，血库必须在 15min 内能提供充足的红细胞悬液和新鲜冰冻血浆（CD 11-83） | 类型Ⅰ |

| 11 | 一、二、三、四 | 各级创伤中心必须具备创伤服务与血库联合制订的大量输血方案（CD 11-84） | 类型 I |
|---|---|---|---|
| 11 | 一、二、三 | 全天具备凝血功能、血气分析和微生物学检测的能力（CD 11-85） | 类型 I |
| 11 | 一、二、三、四 | 参加创伤患者初步评估的助理医务工作者高级创伤生命支持（ATLS®）认证（CD 11-86） | 类型 II |
| 11 | 一、二、三，四 | 创伤项目还必须证明合适的定位，资格认证流程和高级医师助理的技术维持，且体现在创伤医疗主任的每年审核中（CD 11-87） | 类型 II |
| **第12章 康复** | | | |
| 12 | 一、二 | 在一级和二级创伤中心，康复治疗必须能由院内的物理治疗单元或独立的康复医院提供，如果是后者，院间必须具有转院协议（CD 12-1） | 类型 II |
| 12 | 一、二 | 在重症治疗阶段，往往需要康复会诊、职业治疗、语言治疗、物理治疗和社工机构，一级、二级中心必须具备这种能力（CD 12-2） | 类型 II |
| 12 | 一、二、三 | 一级、二级和三级创伤中心必须具备物理治疗（CD 12-3） | 类型 I |
| 12 | 一、二、三 | 一级、二级和三级创伤中心必须提供社工服务（CD 12-4） | 类型 II |
| 12 | 一、二 | 一级、二级创伤中心必须提供职业治疗（CD 12-5） | 类型 II |
| 12 | 一、二 | 一级、二级创伤中心必须提供语言治疗（CD 12-6） | 类型 II |
| 12 | 一、二 | 一级和二级创伤中心，必须在紧急救治阶段就开始提供这些治疗（包括物理治疗、社工、职业治疗和言语治疗），包括在 ICU 期间（CD 12-7） | 类型 II |
| **第13章 农村创伤救治** | | | |
| 13 | 一、二、三、四 | 医师或助理医师必须与接收转院医院的医师进行直接联系（CD 4-1） | 类型 II |
| 13 | 三，四 | 在评估农村医院和医疗转送单位的能力后，必须建立机构间的转送指南和协议，这是非常关键的（CD 2-13） | 类型 II |
| 13 | 一、二、三、四 | 接收转送患者的创伤中心的绩效改进和患者安全（PIPS）项目必须对所有的院间转送进行评估，并反馈给转送中心 | 类型 II |
| 13 | 一、二 | 一级和二级中心必须具备要求转院的医院的影像学资料（CD 11-41） | 类型 II |
| 13 | 一、二、三、四 | 评价创伤体系的基础是建立和坚持创伤数据登记体系（CD 15-1） | 类型 II |
| 13 | 一、二、三、四 | 必须审查的问题主要围绕：①体系和过程问题，如文件和交流；②临床救治，包括明确即刻危及生命的创伤和救治（ATLS）；③转送决定的制定（CD 16-10） | 类型 II |
| 13 | 一、二、三、四 | 对患者最可能的救治必须通过相互合作的、包容性的项目来实现，在这个体系中都清晰地定义了每个机构的任务（CD 1-1） | 类型 II |
| **第14章 烧伤患者创伤中心救治指南** | | | |
| 14 | 一、二、三、四 | 创伤中心必须与认证的烧伤中心具备正式书面的转送烧伤患者的协议（CD 14-1） | 类型 II |
| **第15章 创伤登记** | | | |
| 15 | 一、二、三，四 | 每一创伤中心必须收集和分析创伤登记数据（CD 15-1） | 类型 II |
| 15 | 一、二、三 | 最终，收集的数据必须依照国家创伤数据库的标准并每年都能及时提交以便在国家层面进行汇总和分析（CD 15-2） | 类型 II |
| 15 | 一、二、三、四 | 创伤登记对 PIPS 项目至关重要，必须用于支撑 PIPS 运行（CD 15-3） | 类型 II |
| 15 | 一、二、三、四 | 进一步，这些结果必须用于确认适合在当地执行创伤预防的优先项目（CD 15-4） | 类型 II |
| 15 | 一、二、三 | 所有创伤中心都必须采用基于风险权重的基准体系来衡量其表现和预后（CD 15-5） | 类型 II |
| 15 | 一、二、三、四 | 创伤登记应该是同步的。至少 80% 的患者必须在出院后的 60 天内被录入（CD 15-6） | 类型 II |

| 15 | 一、二、三 | 创伤登记员必须参加或在被聘用的12个月内参加过两门课程：①美国创伤协会创伤登记课程或由国家创伤项目提供的相当课程；②美国高级交通医学学会的创伤评分课程（CD 15-7） | 类型Ⅱ |
|---|---|---|---|
| 15 | 一、二、三、四 | 创伤项目必须制定相应的措施来符合数据的保密要求（CD 15-8） | 类型Ⅱ |
| 15 | 一、二、三 | 每500～750名患者必须对应1名专门进行创伤登记的全职工作人员，以便处理数据来录入NTDS数据集（CD 15-9） | 类型Ⅱ |
| 15 | 一、二、三、四 | 监督数据有效性是至关重要的（CD 15-10） | 类型Ⅱ |
| **第16章  绩效改进和患者安全** | | | |
| 16 | 一、二、三 | 创伤中心必须具备绩效改进和患者安全项目，包括全面的书面计划，并突出架构和明确执行此项目的充足的人员配备和运行数据管理系统（CD 16-1） | 类型Ⅱ |
| 16 | 一、二、三、四 | 可靠的数据采集是PIPS项目的支撑，数据采集必须一直坚持获得能够明确进行改进机会的信息（CD 15-1） | 类型Ⅱ |
| 16 | 一、二、三、四 | 问题事件明确的过程和复核的水平必须要形成纠正行为的方案，同时用于制订监督方法、再评估方法、基准标定方法和形成正式文件的方式（CD 2-17） | 类型Ⅱ |
| 16 | 一、二、三 | 必须通过监督、重新评估、基准标定和正式形成文件的方式随时准备进行明确问题的解决、预后的改善和患者安全的保障（"关闭循环"）（CD 16-2） | 类型Ⅱ |
| 16 | 一、二、三、四 | 同行评审必须定期进行，以确保及时复核一定数量的患者（CD 2-18） | 类型Ⅱ |
| 16 | 一、二、三 | 创伤PIPS项目必须与医院整体的质量和患者安全任务，并且有清晰定义的汇报架构报告结构和进行反馈的方法（CD 16-3） | 类型Ⅱ |
| 16 | 一、二、三、四 | 由于创伤PIPS项目是跨专科，必须具备处理涉及多学科的问题和事件，并且医院的管理层需要签署正式文件，但作为致力于对创伤患者提供最佳救治的承诺（CD 5-1） | 类型Ⅰ |
| 16 | 一、二、三、四 | 管理层必须坚决支持创伤项目，来确保从各个方面对创伤救治进行评价 CD 5-1） | 类型Ⅰ |
| 16 | 一、二、三、四 | 创伤医疗主任和创伤项目经理必须具有领导创伤项目的权威，并由医院管理层签署授权（CD 5-1） | 类型Ⅰ |
| 16 | 一、二、三 | 创伤医疗主任必须有充足的权力来制订创伤救治人员的资格要求，包括常规参与创伤患者救治的相关专科的人员（CD 5-11） | 类型Ⅱ |
| 16 | 一、二、三 | 此外，创伤医疗主任必须有权力根据绩效评估提出创伤专家组的调整建议（CD 5-11） | 类型Ⅱ |
| 16 | 一、二、三 | TMD必须担任同行评审委员会主席（CD 5-25） | 类型Ⅱ |
| 16 | 一、二、三 | 在一级、二级、三级创伤中心，代表普通外科（CD 6-8）的人员、急诊医学科（CD 7-11），骨科（CD 9-16），麻醉学（CD 11-13），重症监护（CD 11-62）（在一级和二级中心，神经外科（CD 8-13）和放射科（CD 11-39））等的代表，必须识别并积极参与由至少50%的主诊医师参加的多学科创伤同行评审委员会的创伤PIPS项目 | 类型Ⅱ |
| 16 | 三 | 在三级中心，如果处置急诊神经外科患者，神经外科医师也必须参加多学科创伤同行评审委员会（CD 8-13） | 类型Ⅱ |
| 16 | 一、二 | 在一级和二级创伤中心，创伤医疗主任（CD 5-7）、创伤项目经理（CD 5-24）、急诊医学科（CD 7-12）、骨科（CD 9-18），重症监护（CD 11-63），和神经外科（CD 8-14）与创伤项目的联络人必须每年平均累积16小时或3年48小时可查实的、外部创伤相关继续教育（CME）或本学科合适的继续教育 | 类型Ⅱ |
| 16 | 一、二、三、四 | 创伤中心必须证明能确定所有的创伤病例并对其进行审查（CD 15-1） | 类型Ⅱ |
| 16 | 一、二、三 | 在一级、二级和三级创伤中心，创伤登记必须向NTDB提交所需的数据字段（CD 15-2） | 类型Ⅱ |
| 16 | 一、二、三、四 | 创伤登记以及持续获取明确改进措施所必须信息的可信的同期数据采集方法是创伤PIPS项目的支撑（CD 15-3） | 类型Ⅱ |

| 16 | 一、二、三 | 所有创伤中心都必须使用建立风险调整基准体系用于衡量绩效和预后（CD 15-5） | 类型Ⅱ |
|---|---|---|---|
| 16 | 一、二、三 | 为了实现此目标，创伤项目必须使用基于循证医学的临床实践指南、规范以及方法（CD 16-4） | 类型Ⅱ |
| 16 | 一、二、三、四 | 创伤PIPS项目的正式方案中必须包括所有的过程和预后的评价指标，并且至少每年进行一次再评估和更新（CD 16-5） | 类型Ⅱ |
| 16 | 一、二、三 | 死亡审查（CD 16-6）。必须系统地审核所有与创伤相关的死亡，并且明确由同行评审确认的可以改进的机会<br>1. 总创伤相关死亡率。对总死亡率、对所有处置过的儿童（15岁以下）和老年人（大于64岁）创伤的预后评估指标如下所述：<br>a. DOA（在到达急诊科时没有启动其他复苏尝试时宣布死亡）<br>b. 死亡（尽管努力复苏，但仍死于急诊室）<br>c. 院内（包括在手术室）<br>2. 不同创伤严重程度评分（ISS）死亡率的分组方法见表1 | 类型Ⅱ |
| 16 | 一、二、三、四 | 创伤外科医师对急诊室的响应（CD 2-9）。详见前文 | 类型Ⅱ |
| 16 | 一、二、三、四 | 创伤小组启动（TTA）标准（CD 5-13）。详见前文 | 类型Ⅱ |
| 16 | 一、二、三、四 | 必须根据响应水平的不同对所有创伤小组启动进行分类并根据数量和比例进行量化，详见表2（CD 5-14，CD 5-15） | 类型Ⅱ |
| 16 | 一、二、三 | 要明确和监督创伤外科医师对其他级别的TTA的响应时间，以及备班响应时间确定和监控。书面记录偏差，并审核延迟的原因、评估改进的机会和纠正的方案（CD 5-16） | 类型Ⅱ |
| 16 | 一、二、三 | 必须明确和监督对于处理时机紧迫的创伤（例如硬膜外血肿、开放性骨折和血流动力学不稳定的骨盆骨折）的会诊响应参数（CD 5-16） | 类型Ⅱ |
| 16 | 一、二、三 | 必须监控分拣不足率和过度分拣率，并每季度进行审核（CD 16-7） | 类型Ⅱ |
| 16 | 一、二、三 | 创伤患者收入非外科科室（NTDS定义）的比例高于10%（CD 5-18） | 类型Ⅱ |
| 16 | 一、二 | 儿童（14岁或以下）创伤救治<br>1. 创伤中心每年至少收治100名儿童创伤患者要求具备儿童专门的创伤PIPS项目（CD 10-6）<br>2. 创伤中心收治儿童创伤患者少于100名必须审核每一例患者救治的及时性和适当性（CD 10-6） | 类型Ⅰ |
| 16 | 一、二、三、四 | 紧急转送（CD 9-14）<br>每一例在住院紧急救治期间所有转移（CD 3-4）或转院（CD 4-3）至其他创伤中心、紧急救治医院或其他专科医院（比如烧伤中心、再植中心或儿科创伤中心）的创伤患者，或需要心肺旁路介入时，或者专科医师不能提供救治都需要提交进行个案审核以决定其转送的合理性，救治的适当性以及可能改进之处；对患者被转入的中心进行随访，应作为患者审核的一部分 | 类型Ⅱ |
| 16 | 三 | 急诊医师需负责在三级创伤中心院内的急诊工作（CD 7-3）。详见前文 | 类型Ⅱ |
| 16 | 一、二、三 | 常规监控、记录、报告创伤中心的分流-旁路时间，包括启动分流政策的原因（CD 3-6），不得超过5% | 类型Ⅱ |
| 16 | 三 | 在三级创伤中心应实施合适的神经外科治疗（CD 8-9） | 类型Ⅱ |
| 16 | 一、二、三 | 麻醉医疗的可用性（CD 11-4，CD 11-7，CD 11-16，CD 11-18）。<br>● 院内麻醉医疗服务于创伤患者（急诊部，重症监护室和术后麻醉恢复室）<br>● 需要明确并审核由于缺乏麻醉支持而导致手术室延迟创伤患者的救治的原因、不利预后和可改进之处 | 类型Ⅱ |
| 16 | 一、二、三 | 必须常规监控手术室的延迟监控（CD 11-16，CD 11-18）。任何与重大延误或不良预后相关的案例，都必须经过审查导致延迟的原因和可改进之处 | 类型Ⅱ |
| 16 | 一、二、三 | 常规监控手术室人员和复苏室人员从创伤中心外（CD 11-16，CD 11-18，CD 11-25）的响应时间 | 类型Ⅱ |

| 16 | 一、二、三 | 影像学诊断的修改率（CD 11-32，CD 11-37）应该按照 RADPEER 或相似的标准来进行分类（描述过程 / 采用的评分标准） | 类型 I |
|---|---|---|---|
| 16 | 一、二、三 | 从创伤中心外的响应时间：CT 技术员（30min）/MRI 技术员（60min）/ 介入团队（30min）（CD 11-29，CD 11-30 CD 11-31 CD 11-32，CD 11-33，CD 11-34，CD 11-35，CD 11-36，CD 11-37，和 CD 11-46） | 类型 I |
| 16 | 一、二、三、四 | 机构内转送到更高一级的救治（CD 16-8） | 类型 II |
| 16 | 一、二、三 | 实质脏器官捐献率（CD 16-9） | 类型 II |
| 16 | 一、二、三、四 | 创伤登记（CD 15-6）。详见前文 | 类型 II |
| 16 | 一、二、三 | 出席多学科创伤同行评审委员会（一级和二级、三级、CD 5-10、CD 6-8、CD 7-11、CD 9-16、CD 11-13、CD 11-62 和一级和二级 CD 8-13 和 CD 11-39） | 类型 II |
| 16 | 一 | 创伤中心的收治量（CD 2-4）。详见前文 | 类型 I |
| 16 | 一、二、三、四 | 必须具备有力的机制来明确需要通过创伤 PIPS 项目来审查明确的患者（CD 16-10） | 类型 II |
| 16 | 一、二、三、四 | 一旦明确为不良事件，创伤 PIPS 项目必须能够进行核实并确认（CD 16-11） | 类型 II |
| 16 | 一、二、三 | 必须具备处置创伤项目运行事件的程序（CD 16-12） | 类型 II |
| 16 | 一、二、三 | 文档（备忘录）反映了运行事件的审查，在合适的时候，分析和提出纠正措施（CD 16-13） | 类型 II |
| 16 | 一、二、三 | 死亡数据，不良事件和问题趋势，以及涉及多个专业的特殊案例必须进行多学科的创伤同行评审（CD 16-14） | 类型 II |
| 16 | 一、二、三 | 多种形式可以实现这一成果，但创伤医疗主任（CD 5-10）；值班小组的普通外科医师；以及急诊科、骨科、神经外科、麻醉、重症监护、放射科的联络人的参与和领导是绝对不可或缺的（一级和二级、三级中心、CD 6-8、CD 7-11、CD 9-16、CD 11-13、CD 11-62 和一级和二级中心 CD 8-13、CD 11-39） | 类型 II |
| 16 | 一、二、三 | 委员会的每一位成员必须出席至少 50% 的多学科创伤同行评审委员会会议（CD 16-15） | 类型 II |
| 16 | 一、二、三 | 当普通外科医师不能出席多学科创伤同行评审会议时，创伤医疗主任必须确保他们接受并理解在多学科同行评审会议中产生关键信息，并避免再次出现问题（CD 16-16） | 类型 II |
| 16 | 一、二、三 | 多学科创伤同行评审委员会必须系统地评估与预期结果相关的死亡率、重要并发症和过程中的偏差，并确定可改进之处（CD 16-17） | 类型 II |
| 16 | 一、二、三 | 当明确了可改进之处，创伤 PIPS 项目必须制定、实施，并清楚地记录合适的纠正措施以避免未来再次发生或减少发生类似的不良事件（CD 16-18） | 类型 II |
| 16 | 一、二、三 | 一项有效的绩效改进项目显示出清晰记录的可改进之处形成了特定的干预措施，这些干预措施可以使后来类似的不良事件更少机会出现（CD 16-19） | 类型 II |
| 第 17 章　教育与延伸 | | | |
| 17 | 一、二、三、四 | 然而，所有经过认证的创伤中心都必须致力于公共和专业教育（CD 17-1）。 | 类型 II |
| 17 | 一、二 | 在一级和二级中心也必须提供一些转诊和获得创伤中心救治资源的方式（CD 17-2） | 类型 II |
| 17 | 一 | 至少，在一级创伤中心必须一直安排高年资住院医师（临床 PGY 4-5）在创伤外科进行轮转，这是医学教育认证委员会认证项目的一部分（CD 17-3）。在一级儿科创伤中心，外科住院医师的持续轮转被扩展到包括临床 PGY 3（CD 10-27） | 类型 I |
| 17 | 一、二、三 | 在一级、二级和三级创伤中心，医院必须制订为创伤救治相关的护士提供创伤相关教育的方式（CD 17-4） | 类型 II |
| 17 | 一、二、三、四 | 要求各级创伤中心所有的普通外科医师（CD 6-9）、急诊医学科医师（CD 7-14）和医师助理（CD 11-86）至少成功完成一次 ATLS® 课程 | 类型 II |
| 17 | 一、二 | 创伤医疗主任（CD 5-7）和神经外科（CD 8-14）、骨科（CD 9-18）、急诊医学科（CD 7-12）和重症监护（CD 11-63）的联络人，必须每年平均获得 16 小时或 3 年 48 小时的院外创伤相关的 CME | 类型 II |

| 17 | 一、二 | 其他普通外科（CD 6-11）、神经外科（CD 8-15）、骨科（CD 9-19）、急诊医学科（CD 7-13）的成员和重症监护（CD 11-64）的专科人员必须具备救治创伤患者的足够知识且不过时 | 类型Ⅱ |
|---|---|---|---|
| **第18章　预防** | | | |
| 18 | 一、二、三、四 | 创伤中心必须具备有组织和有效地预防伤害的方法，并且必须根据当地的创伤登记和流行病学数据进行优先排序（CD 18-1） | 类型Ⅱ |
| 18 | 一、二、三、四 | 每个创伤中心有一个处在领导位置的人员，其任务的一部分为伤害预防（CD 18-2） | 类型Ⅱ |
| 18 | 一 | 在一级中心，这个人必须是担任预防协调人的角色（区别于创伤项目经理），并作为岗位任务并获得相应的工资（CD 18-2） | 类型Ⅱ |
| 18 | 一、二、三、四 | 对创伤患者进行全面的酒精滥用筛查并记录（CD 18-3） | 类型Ⅱ |
| 18 | 一、二 | 在一级和二级创伤中心，所有筛查阳性的患者必须接受经过适当训练的人员的干预，并记录（CD 18-4） | 类型Ⅱ |
| 18 | 一、二 | 在一级和二级创伤中心必须至少实施两个项目，以解决辖区内造成创伤的主要原因之一（CD 18-5） | 类型Ⅱ |
| 18 | 一、二 | 创伤中心的预防计划必须包括和追踪与辖区内其他组织的伙伴关系（CD 18-6） | 类型Ⅱ |
| **第19章　创伤研究与学术工作** | | | |
| 19 | 一 | 对于一级创伤中心来说，至少必须有3年内在 Index Medicus 或 PubMed 收录的医学期刊上发表20篇同行评审的文章（CD 19-1）。 | 类型Ⅱ |
| 19 | 一 | 文章必须与创伤中心或创伤中心所参与的体系的工作相关（CD 19-2） | 类型Ⅱ |
| 19 | 一 | 在这20篇文章中，至少有一篇的作者或共同作者是创伤小组的普通外科医师（CD 19-3） | 类型Ⅱ |
| 19 | 一 | 此外，至少有一篇文章包括以下3个学科：基础科学、神经外科、急诊医学科、骨科、放射科、麻醉科、血管外科、整形/颌面外科、重症医学科、心胸外科、康复和护理（CD 19-4） | 类型Ⅱ |
| 19 | PTC 一 | 儿科一级中心的研究要求相当于成人一级创伤中心（CD 10-10） | 类型Ⅱ |
| 19 | PTC 一 | 在成人和儿科联合一级中心，50% 的研究要求必须是儿科研究（CD 10-11） | 类型Ⅱ |
| 19 | 一 | 可选择的方式，一级创伤项目必须具有以下内容（CD 19-7）<br>a. 至少必须有3年内在 Index Medicus 或 PubMed 收录的医学期刊上发表10篇同行评审文章。文章必须与创伤中心或创伤中心所参与的体系的工作相关<br>在这10篇文章中，至少有一篇的作者或共同作者是创伤小组的普通外科医师，至少一篇文章与以下3个学科有关：与创伤相关的基础医学、神经外科、急诊医学科、骨科、放射科、麻醉、血管外科、颌面外科，危重救治，心胸外科，康复和护理有关。与其他学科或与其他创伤中心的合作工作或多中心研究工作发表的创伤相关的文章，需要附在附录部分<br>b. 在以下7项与创伤有关的学术活动中，有4项必须被证明：<br>● 主要创伤组织的领导能力，包括任何地区或国家创伤组织的创伤委员会成员<br>● 由一个公认的政府或私人机构或组织提供的对创伤研究的同行评审资助<br>● 知识传播的证据，包括评论文章，书籍章节，技术文件，网络出版物，视频，编辑评论，培训手册和创伤相关的教育材料或多中心协议的开发<br>● 在 MEDLINE 的期刊中，病例报告或临床系列报道的报告证明学术应用<br>● 作为客座教授或特邀讲师参加国家或地区创伤会议<br>● 支持住院医师参与指导学术活动，包括实验室经验，临床试验，国家、地区、国家级的居民创伤论文竞赛以及其他住院医师的创伤报告<br>● 研究人员的指导，从一个公认的创伤，重症护理，或急性护理手术的发展或维护中得到证明 | 类型Ⅱ |

| 19 | — | 一级创伤中心的管理必须证明对该研究项目的支持,例如,提供基本的实验室、先进的研究设备、先进的信息系统、生物统计学支持,对基础医学研究人员和转化医学研究人员的工资支持,或者为缺乏经验的教师提供种子基金(CD 19-8) | 类型Ⅱ |
|---|---|---|---|

**第20章　灾难预案和管理**

| 20 | 一、二、三、四 | 创伤中心必须符合联合委员会的灾难相关要求(CD 20-1) | 类型Ⅱ |
|---|---|---|---|
| 20 | 一、二、三 | 创伤小组的一名外科医师必须是医院灾难委员会的成员(CD 20-2) | 类型Ⅱ |
| 20 | 一、二、三、四 | 必须每年至少进行两次医院的演习,包括真正的方案启动,其可以替代演习(CD 20-3) | 类型Ⅱ |
| 20 | 一、二、三、四 | 所有的创伤中心必须具有医院的灾难应急方案,并在医院政策、规范或手册,或其他相应的文件中阐明(CD 20-4) | 类型Ⅱ |

**第21章　实质性器官捐献**

| 21 | 一、二、三 | 创伤中心必须与认证的OPO建立联系(CD 21-1) | 类型Ⅱ |
|---|---|---|---|
| 21 | 一、二、三 | 必须具备启动通知区域性OPO的正式政策(CD 21-2) | 类型Ⅱ |
| 21 | 一、二、三 | 创伤中心必须每年审查其实质脏器捐献率(CD 16-9) | 类型Ⅱ |
| 21 | 一、二、三、四 | 每个创伤中心必须具备书面正式规范,定义诊断为脑死亡的临床标准、确诊检查(CD 21-3) | 类型Ⅱ |

**第22章　认证、审查及咨询项目**

**第23章　标准快速参考指南**

所有参考文献见:https://www.facs.org/quality-programs/trauma/vrc/resources

（冯　珂　译）